ogramm

W0187361

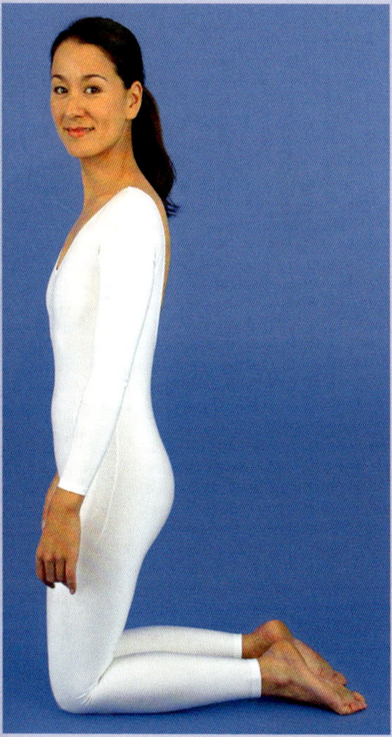

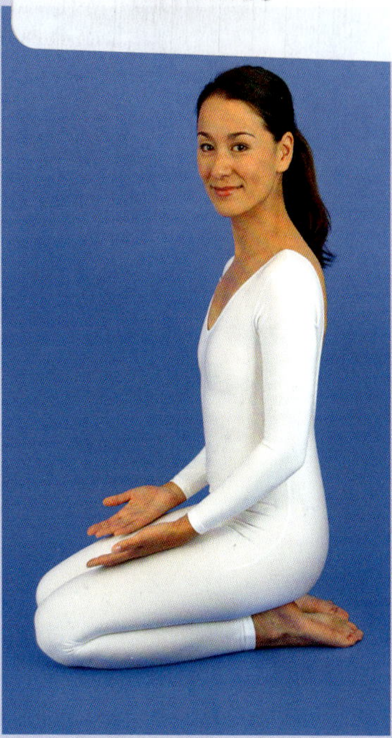

Der Fersensitz

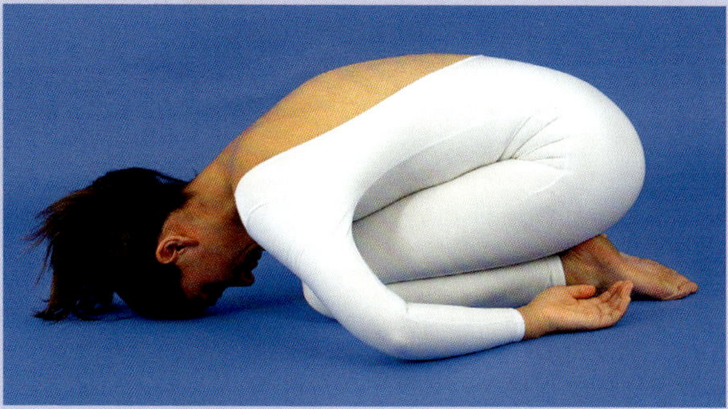

Inka Jochum

Das **Knie**Heilbuch

Inka Jochum

Das **Knie**Heilbuch

Mit einfachen Übungen
elastisch und schmerzfrei

nymphenburger

www.nymphenburger-verlag.de
www.inka-jochum.de

© 2010 nymphenburger in der
F.A. Herbig Verlagsbuchhandlung GmbH, München.
Alle Rechte vorbehalten.
Umschlaggestaltung: Wolfgang Heinzel
Fotos: Wolfgang Roucka, München
Fotomodell: Maki Jochum
Satz: Walter Typografie & Grafik GmbH, Würzburg
Gesetzt aus 10/14 Optima
Druck und Binden: Offizin Andersen Nexö, Leipzig
Printed in Germany
ISBN 3-978-485-01300-0

Inhalt

Lebendige Knie sind schmerzfrei

Das Knie ist ein Gelenk, das man eigentlich nicht kennt. Wir gehen und laufen, ohne größere Aufmerksamkeit auf unsere Gelenke zu richten. Wir bewegen uns meist automatisch – so lange, bis uns etwas wehtut.

Das Knie ganzheitlich betrachten

Unser Knie kann nicht isoliert betrachtet werden, sondern nur ganzheitlich im Kontext mit allen anderen Gelenken. Man spricht von einer oberen Gelenkskette (Schultergürtel, Ellbogen, Handgelenke, Fingergelenke) und von einer unteren Gelenkskette (Hüftgelenke, Kniegelenke, Fußgelenke, Zehengelenke). Unsere Knie gehören also zur unteren Gelenkskette und stehen in direkter Abhängigkeit zur Stellung unseres Beckens, unserer Hüftgelenke und unserer Füße. Das Becken verbindet beide Gelenksketten. Bei jedem Schritt und Tritt sind wir abhängig von unserem frei schwingenden Becken – das bei den meisten Menschen jedoch eher unbeweglich ist.

Unsere eigene Bewegung und auch unsere Atmung zu beobachten, ist ein äußerst wichtiger Schritt auf dem Weg zu schmerzfreien Knien. Beobachten Sie sich, wie Sie im Leben stehen und atmen: Sind Ihre Knie ganz durchgedrückt? Dann kann

die Energie nicht fließen und Ihr Knie, Ihre Füße und Ihr Hüftgelenk werden durch diese Energieblockade geschädigt. Die Energie wird blockiert, die Durchblutung verringert und die Versorgung in den Knochen vermindert.
Wenn Sie feststellen, dass Sie den Atem anhalten, halten Sie inne und üben Sie sich im Loslassen. Versuchen Sie, heiter, tief, sanft und langsam bewusst durch die Nase ein- und auszuatmen.
Oder sind die Innenseiten Ihrer Knie zu sehr nach innen gerichtet? Dann spricht man von X-Beinen und einer Überbelastung der Sehnen und Bänder auf der Innenseite. Sind die Außenseiten Ihrer Knie zu sehr nach außen gerichtet? Dann spricht man von O-Beinen, d. h., die Bänder der Außenseiten sind überdehnt, die Füße und Hüften werden geschädigt.

Ganz egal, welche Körperhaltung Sie bei sich feststellen: Sie können sie verändern.

Jeder Muskel kann auch bei älteren Menschen über siebzig um fünf Zentimeter gedehnt werden.
Hinter Schmerzen im Knie verbirgt sich immer eine falsche Körperhaltung, die meist bei allen Bewegungen beibehalten wird. Darum ist es wichtig, die innere Mitte zu erspüren, um den Körper insgesamt neu zu beleben und dabei neu aufzurichten. Die innere Mitte wird im Chinesischen als Unteres Dan Tien beschrieben,

Eine korrekte Körperhaltung ist wichtig

im Japanischen als Hara und wird auch in der Atemtherapie als Hauptimpuls für ganzheitliche Bewegung angesehen. Das Untere Dan Tien befindet sich im Bereich zwischen Nabel und Schambein. Teilen Sie diesen Raum in fünf Teile, dann liegt das Untere Dan Tien im vierten Teil vom Nabel aus gesehen und im zweiten Teil vom Schambein aus gesehen.
Um die innere Mitte deutlich zu erfahren, muss man sich immer wieder bewusst aus dem Gleichgewicht bringen. Dabei spielt der frei fließende Atem eine wichtige Rolle.
Bei allen Selbstheilungspraktiken sind die innere Zuwendung, die geistige Einstellung, die physische Berührung und die heilende Erfahrung entscheidend. Durch den Schmerz werden wir gezwungen, unsere Achtsamkeit, Aufmerksamkeit und Konzentration auf unser Kniegelenk zu richten. Wenn ein Gelenk schmerzt, ist Lebendigkeit verloren gegangen. Die Energie fließt nicht, ist blockiert und wir sind aufgefordert, neue Lebendigkeit zu entwickeln. Das ist ein zentraler Aspekt der Übungen des Knieheilprogramms.

Neue Lebendigkeit entwickeln

Erwarten Sie nun bitte nicht ein Beschreiben der häufigsten Kniebeschwerden wie Meniskus, Arthrose, Arthritis etc. Ich bemühe mich seit Jahren, Heilung über die Vorstellung, gesund zu sein, zu vermitteln, so auch mit den Knien. Visualisieren Sie sich täglich vor Ihren Übungen als aufrecht, gesund und belasten Sie Ihre Füße richtig, d.h., die Knie sind leicht gebeugt über die genaue Mitte Ihrer Füße (zwischen zweiter und dritter Zehe).

Den Schmerz annehmen

Leider ist das Einnehmen einer Schonhaltung, d.h. das Nichtfühlen-Wollen, das Nicht-annehmen-Wollen des Schmerzes ein weit verbreitetes Phänomen. Viel besser ist es, sich dem Schmerz zuzuwenden, d.h. in den Schmerz hinein zu atmen. Man spricht auch davon, den Schmerz zu umarmen. Nur dadurch geschieht wirklich Heilung. Durch das Sich-Abwenden vom Schmerz wird die Energie blockiert, durch das Annehmen des Schmerzes wird die Energie in Fluss gehalten und gebracht.

Meine Kniegeschichte

Sehr viele Gymnastik-, Sport- und Yogalehrer, zu denen ich ja nun gehöre, haben durch Überbelastung ihre Knie ruiniert und sind meist am Meniskus operiert. Auch ich war nach einigen Wochen schmerzender Knie bei einem Orthopäden gelandet, der mir zu einer sofortigen Meniskusoperation riet. Da mein Vater anthroposophischer Arzt war, ist mir eine ganzheitliche Naturmedizin von Kindheitstagen an vertraut. Ich war überzeugt davon, dass es Methoden gibt, mit denen man ohne operativen Eingriff zu Schmerzfreiheit gelangen kann.

Zufällig fand zu diesem Zeitpunkt ein Schamanenkongress in Alpbach/Tirol statt. Meine indische Yogalehrerin, die Heilerin Sree Chakravarti, war als Gastdozentin eingeladen. Als ich ihr von meinen Knieschmerzen erzählte, lachte sie und sagte: „Da gibt es eine ganz einfache Übung, den Fersensitz. Wenn du ihn täglich übst, dich immer vorsichtig an die Schmerzgrenze herantastet, bist du in vier Wochen schmerzfrei. Zusätzlich massierst du täglich deine Knie, neunmal links und neunmal rechts um das Kniegelenk herum."

Fersensitz und Kniemassage

Ich schaute sie damals etwas ungläubig an und dachte: „Na ja, die indischen Kniegelenke sind vielleicht anders." Dennoch be-

gann ich mit täglichem Massieren und intensivem Üben. Nach drei Wochen war ich schmerzfrei und bin es heute noch.
Wenn Sie Schmerzen im Knie haben, gehen Sie bitte zum Arzt und entscheiden nach seiner Diagnose, welcher Weg für Sie der richtige ist. Ich persönlich bin von der Selbstheilungskraft in jedem Menschen überzeugt.
Sie unterstützen den Heilprozess durch richtige Ernährung, durch Wasser trinken, sanftes tiefes Atmen und harmonische Bewegung. Ich will hier jetzt nicht detailliert auf Ernährungsfragen eingehen, hier nur ein paar grundlegende Tipps: Bevorzugen Sie verschiedenartigste Körner vor Kartoffeln; nehmen Sie Rohkost nur morgens und mittags zu sich; essen Sie abends Gemüse oder Suppen. Trinken Sie Ingwerwasser im Herbst und Winter, da es die Organe erwärmt. Generell sind die meisten Menschen stark übersäuert, was die Gelenke schädigt. Deshalb ist es wichtig, sich basisch und Basen bildend zu ernähren.
Sree Chakravarti empfiehlt, morgens eine halbe Stunde vor dem Frühstück drei 0,25 l Gläser abgekochtes heißes Wasser zu trinken. Ideal wäre es, das Wasser dreizehn Minuten zu kochen, wie das die indische Lehre des Ayurveda empfiehlt. Wenn es schnell gehen muss, nehmen Sie heißes Wasser aus der Leitung oder dem elektrischen Wasserkocher. So ist es auch wirksam und besser, als es ganz wegzulassen. Das heiße Wasser entgiftet den Körper und fördert nachweisbar die Geschmeidigkeit in den Gelenken.

Drei Gläser heißes Wasser

Das Knieheilprogramm

Die Kniemassage bildet den Einstieg in das Knieheilprogramm. Durch das Berühren, das Durchpulsen, das Durchströmen der Kniegelenke werden die Energieblockaden gelöst.
Durch den Fersensitz werden die blockierten Energiebahnen in den Ober- und Unterschenkeln durchlässig gemacht. Wie bei allen Übungen sind immer die geistige Konzentration, die physische kräftigende Wirkung und das seelisch Aufbauende für die Heilung wichtig.
Gleichgewicht erfahren wir durch mehr Konzentration und Aufmerksamkeit auf unsere innere Mitte – durch einen freien, tiefen, schwingenden Atem im Sitzen, Gehen und Stehen.
Danach klopfen wir unseren gesamten Körper, um den Energiefluss anzuregen. Dieses Klopfen ist eine zentrale Übung im Stillen Qi Gong. Das Stille Qi Gong ist eine alte Lehrmethode aus China, die auf einem tiefen inneren Ruhezustand basiert, den man Qi-Gong-Zustand nennt, und die mit der Vorstellungskraft arbeitet. Durch die Vorstellungskraft wird sie zu einer wirksamen Heilübung.
Den Abschluss bildet die Niederwerfung, die Sie vielleicht im Christentum von der Priesterweihe kennen und im Buddhismus

von den Tibetern, die so auch heilige Plätze umrunden. Die Niederwerfung reinigt unsere subtilen inneren Kanäle und macht gleichzeitg aufmerksam auf den psychischen Aspekt, der den Knien zugeordnet wird: Demut.

So üben Sie richtig

- Üben Sie heiter und gelöst, niemals in Hetze, Stress und Ärger. Bringen Sie sich immer in eine ausgewogene Gemütsverfassung. Vermeiden Sie verbissenes Üben. Üben Sie jedoch heiter, zweck- und zielgerichtet. Ein heiterer Geist beeinflusst Ihre Lebensenergie positiv.
- Achten Sie auf bequeme und atmungsdurchlässige Kleidung.
- Nichts sollte Sie einengen, wie z. B. zu enge Gürtel.
- Üben Sie im Winter mit Socken, im Sommer barfuß.
- Als Unterlage für alle Übungen empfehle ich Ihnen eine Decke.
- Beobachten Sie Ihren Atem. Achten Sie auf eine tiefe, sanfte und langsame Atmung durch die Nase, ein und aus.

Kniemassage – heilende Energie für das Knie

Durch die Kniemassage lernen wir, unsere Knie besser wahrzunehmen, ihre Form und auch die schmerzenden Stellen. So können wir beim Sitzen, Gehen und Stehen unsere angenommenen Fehlhaltungen schneller wahrnehmen und korrigieren. Mit unseren Händen leiten wir heilende Energie durch unsere Kniegelenke.

Kniemassage

Beginnen Sie mit Ihrem linken Knie, auch wenn es das rechte ist, das schmerzen sollte. Wir behandeln und üben immer beidseitig und nehmen uns für das schmerzende Knie einfach mehr Zeit.

- Sie sitzen bequem auf einem Stuhl. Beide Füße stehen parallel und hüftbreit auf dem Boden. Der Winkel Oberschenkel/Unterschenkel sollte neunzig Grad sein.
- Nehmen Sie nun beide Hände an Ihr linkes Knie und strömen Sie von der Mitte beider Hände Energie durch Ihr Kniegelenk. (Nehmen Sie Mittel- und Ringfinger und drücken sie in die Mitte Ihrer Handflächen. Dort befindet sich der aus der Traditionellen Chinesischen Medizin bekannte Lao-Gong-Punkt, Menschenpforte. Konzentrieren Sie sich auf diese Energiepforte beim Strömen.)

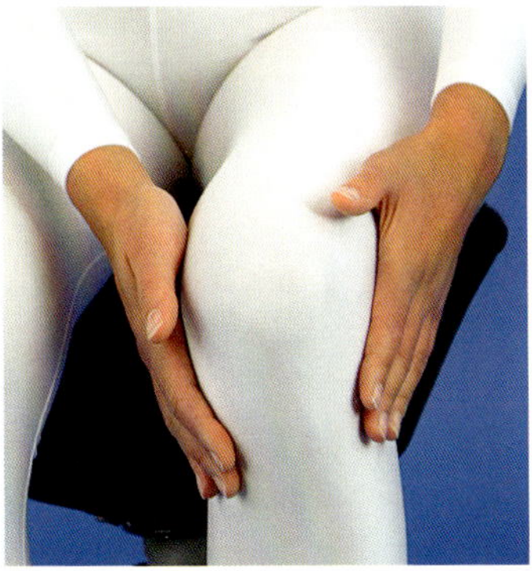

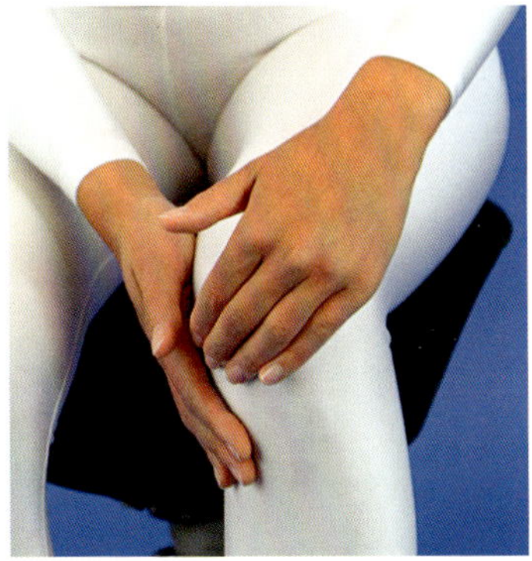

- Visualisieren Sie beim Einatmen, wie gelbweißes oder silberweißes heilendes Licht von einer Hand durch Ihr Kniegelenk zur anderen Hand strömt.
- Strömen Sie Ihre Heilenergie mindestens zwei Minuten lang.
- Massieren Sie dann mit zwei Fingern oder Knöcheln kreisförmig neunmal um Ihre Knie im Uhrzeigersinn herum.
- Wiederholen Sie das Kreisen auch neunmal gegen den Uhrzeigersinn.
- Wechseln Sie dann zum anderen Knie.

Diese Übung können Sie überall zwischendurch machen, egal ob im Taxi, bei der Zugfahrt, während einer langweiligen Besprechung oder beim Fernsehen. Probieren Sie es aus, Sie erleben sofort, wie angenehm und wohltuend diese so einfache Berührung sich auswirkt.

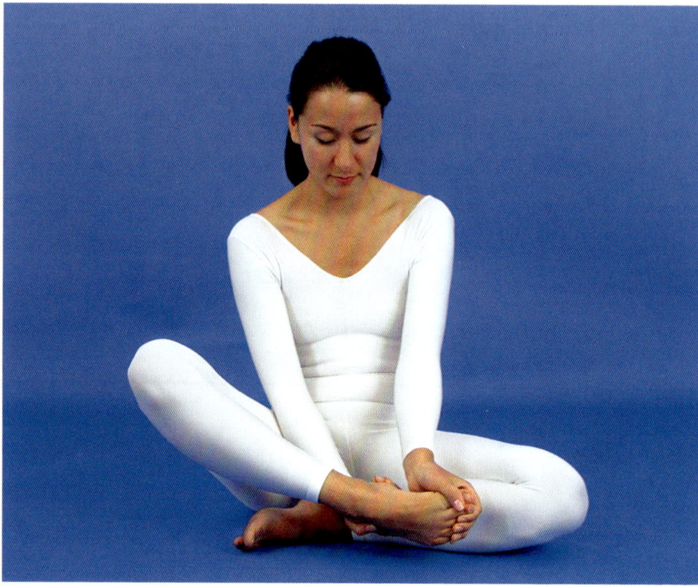

Fußmassage

Kreisen Sie Ihren Vorderfuß neunmal nach innen und neunmal nach außen. Ziehen Sie Ihre fünf Zehen mindestens dreimal aus dem Grundgelenk ganz stark nach unten und ganz stark nach oben. Am Anfang mag es teuflisch wehtun, doch werden Sie nach wenigen Übungstagen feststellen, dass es immer besser wird. Da die Füße Sie durch Ihr Leben tragen, sollten Sie ihnen besondere Achtsamkeit, Pflege und Bewegung zukommen lassen.

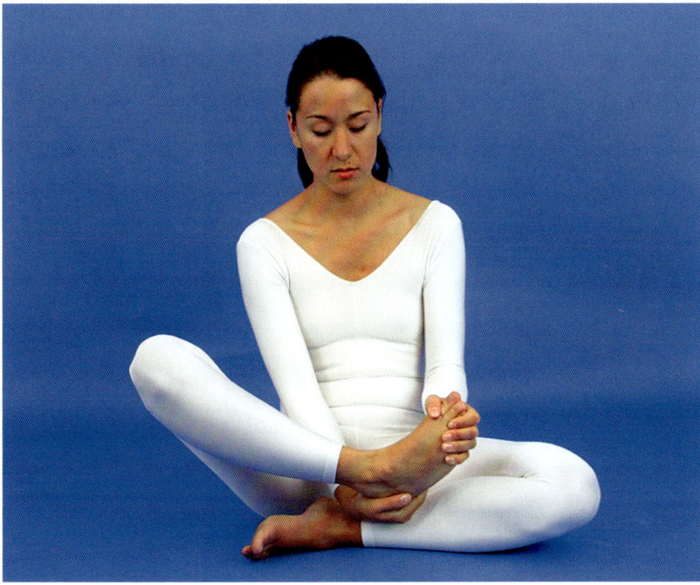

Kreisen Sie am Ende noch den gesamten Fuß so langsam und gründlich wie möglich, sodass sich die Gelenkigkeit erhöht. Die meisten Grundgelenke sind verkürzt, deshalb ist eine tägliche Dehnung so wichtig.

TIPP: Aus der Akupressur kennt man den Punkt: das Nördliche Blutmeer. Er liegt zwei bis drei Zentimeter oberhalb Ihres Kniegelenks auf der Innenseite Ihrer Oberschenkel. Pressieren Sie

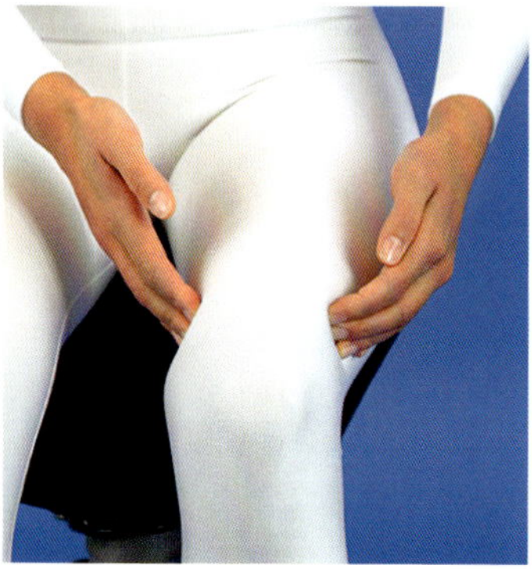

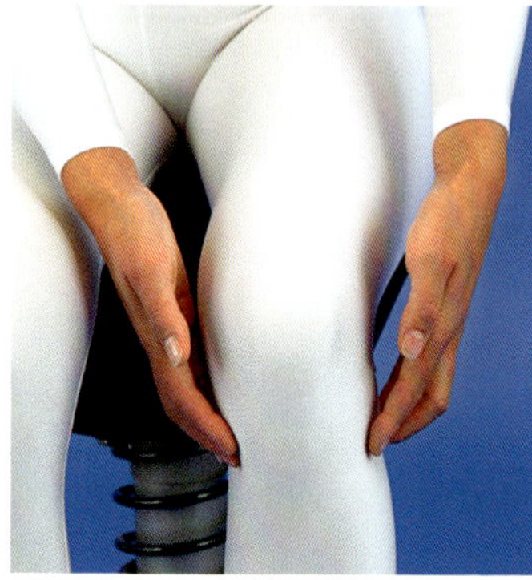

diesen Punkt und die gegenüberliegende Außenseite des Oberschenkels jeweils sechs bis neun Atemzüge lang.
Der zweite Punkt, genannt die Südliche Milchstraße, liegt zwei bis drei Zentimeter unterhalb Ihres Kniegelenks auf der Innenseite Ihrer Unterschenkel. Pressieren Sie diesen und den gegenüberliegenden Punkt auf der Außenseite des Unterschenkels jeweils sechs bis neun Atemzüge lang. Akupressur wendet man nie am Schmerzpunkt direkt an, sondern durchströmt die schmerzende Stelle von oben und von unten und bringt so die Energie in Fluss.

TIPP: Homöopathische Arnikatropfen oder Arnikakügelchen von innen oder Arnikaessenz oder Arnikamassageöl von außen sind wertvolle unterstützende Maßnahmen.

Der Fersensitz – Lösen der Energieblockaden

Im Fersensitz werden unser Oberschenkelmuskel sowie die Sehnen und Bänder gedehnt und gekräftigt, die Unterschenkel durchlässig gemacht. Dadurch werden Energieblockaden gelöst und durch die vermehrte Energiezufuhr und Durchblutung wird Heilung möglich.

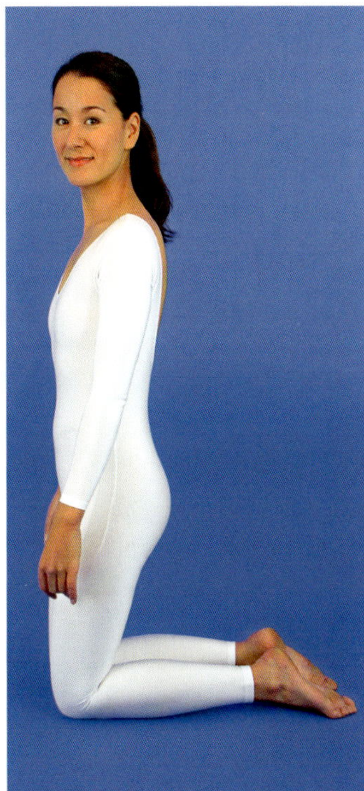

Der Fersensitz mit gestreckten Füßen

Knien Sie sich vorsichtig auf den Boden.

Beugen Sie immer dreimal die Knie, bevor Sie sich hinsetzen.

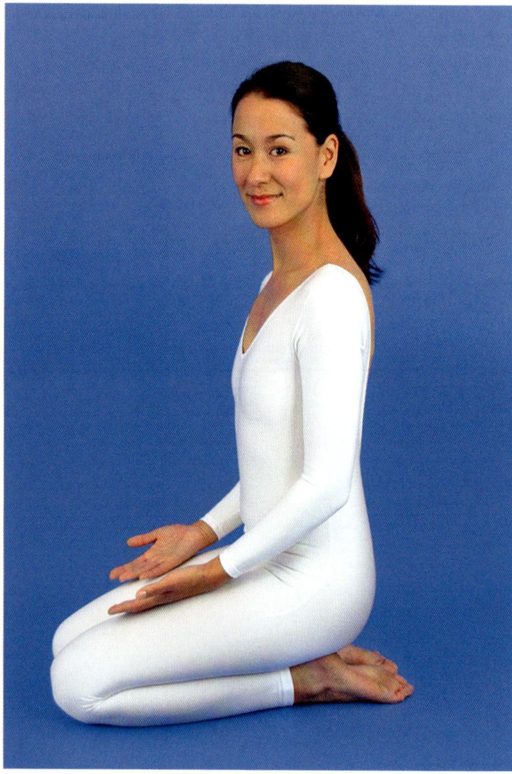

Die Füße liegen gestreckt auf dem Boden.
Probieren Sie, sich langsam und vorsichtig auf Ihre Fersen zu setzen.

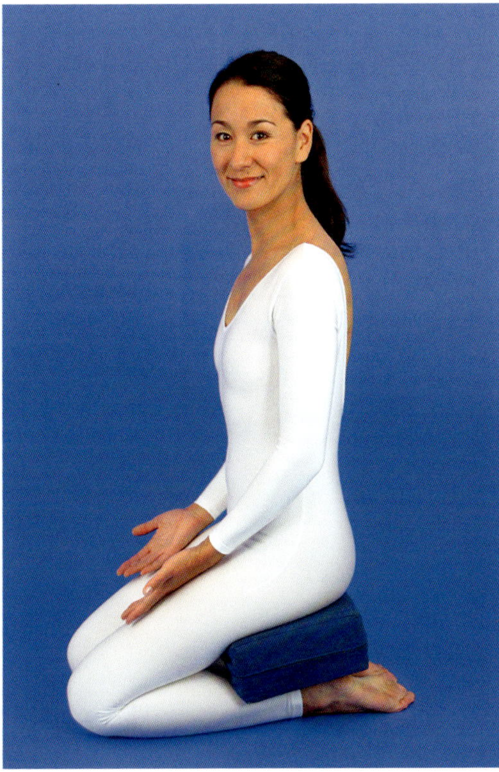

Legen Sie ein oder mehrere Sofakissen auf Ihre Kniekehlen und Waden, denn anfangs wird es Ihnen meist schwerfallen, sich direkt auf die Fersen zu setzen.

Bleiben Sie anfangs ein bis drei Atemzüge an Ihrer Schmerzgrenze. Sie können es langsam steigern.
Atmen Sie sanft, tief und regelmäßig.
Ihr inneres Lächeln entsteht.
Versuchen Sie, aufrecht zu bleiben oder zu werden.
Gehen Sie zwischendurch immer wieder hoch in den Kniestand.
Als Ausgleich empfehle ich zum Abschluss die Embryohaltung. Kommen Sie dazu mit dem Kopf auf den Boden, die Arme sind außen, die Ellbogen leicht nach oben gezogen, damit die Schulterblätter entlastet werden, auf dem Unterarm liegend, Handrücken auf dem Boden.

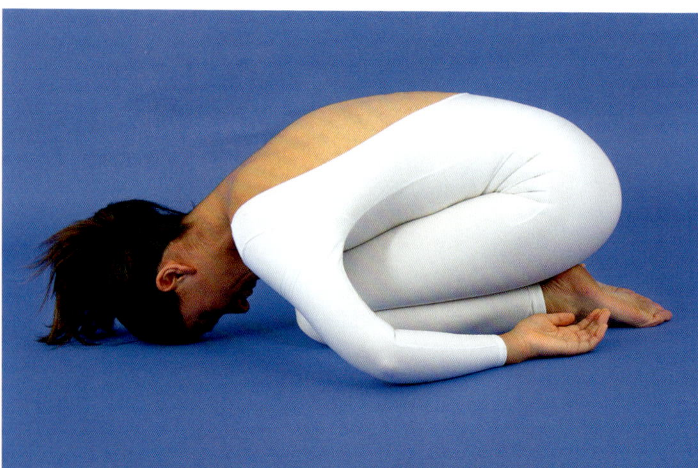

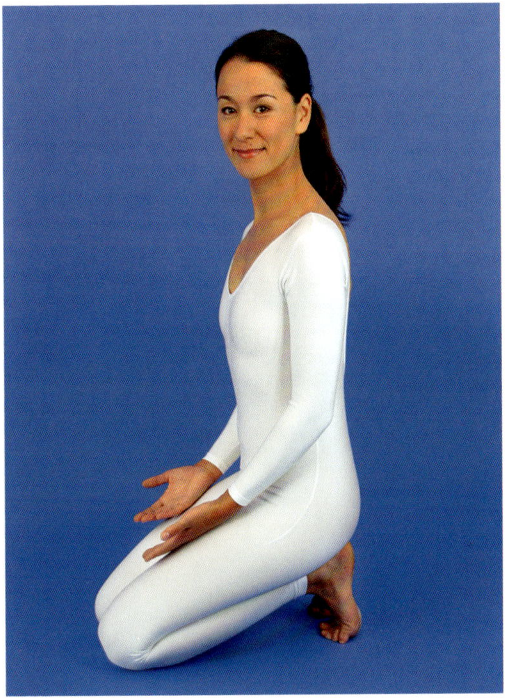

Der Fersensitz mit aufgestellten Füßen

Knien Sie sich vorsichtig auf den Boden.

Die Füße sind aufgestellt auf dem Boden.

Probieren Sie, sich langsam und vorsichtig auf Ihre Fersen zu setzen. (Vergessen Sie dreimal beugen nicht!)

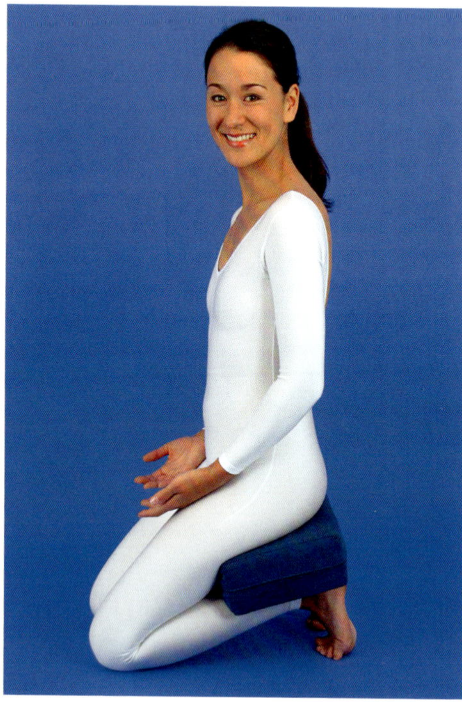

Legen Sie ein oder mehrere Sofakissen auf Ihre Kniekehlen und Waden, denn anfangs wird es Ihnen sehr schwerfallen, sich direkt auf die Fersen zu setzen.
Bleiben Sie ein bis drei Atemzüge an Ihrer Schmerzgrenze. Sie können es langsam steigern.

Atmen Sie sanft, tief und regelmäßig.
Ihr inneres Lächeln entsteht.
Versuchen Sie, aufrecht zu bleiben oder zu werden.
Gehen Sie zwischendurch immer wieder hoch in den Kniestand.
Als Ausgleich empfehle ich zum Abschluss die Embryohaltung.
Kommen Sie dazu mit dem Kopf auf den Boden, die Arme sind außen, die Ellbogen leicht nach oben gezogen, damit die Schulterblätter entlastet werden.

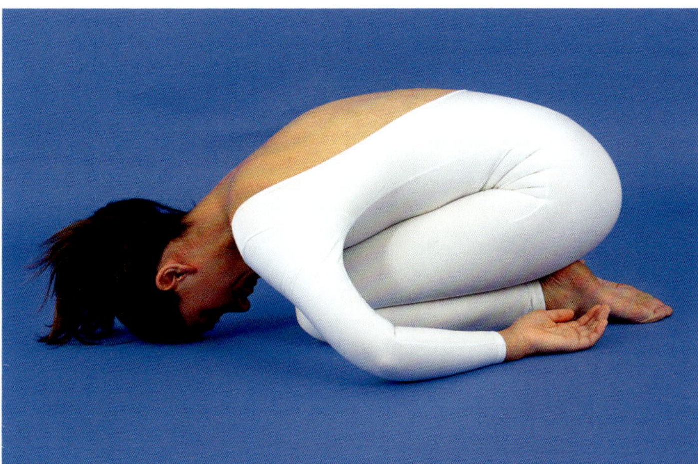

Stehen im Lot – Gleichgewicht erspüren

Diese Übung fördert unseren Gleichgewichtssinn und unser Körpergefühl. Das Gleichgewicht hilft, den Körper neu aufzurichten und über ein verbessertes Körpergefühl zu einem neuen Bewegungsbewusstsein zu gelangen. Die alten Bewegungsmuster müssen aufgelöst werden, denn durch Fehlbelastungen kommt es zu Schmerzen in den Gelenken. Schmerzen in den Knien bedeuten, dass wir uns meist lange Zeit nicht im Gleichgewicht befanden und die Gelenke falsch belastet wurden.

Wie stehen Sie? Nach vorn gebeugt, nach hinten abgeknickt oder im Lot?

Stellen Sie Ihre Füße immer parallel auf den Boden und belasten Sie die Ferse mit sechzig Prozent, damit können Sie aufrecht stehen, ohne festzuhalten, d.h. mit jedem Atemzug erneuert sich Ihr elastischer Stand – wie verbunden mit dem Scheitelpunkt im Himmel und mit dem Dammpunkt und den beiden Füßen in der Erde.

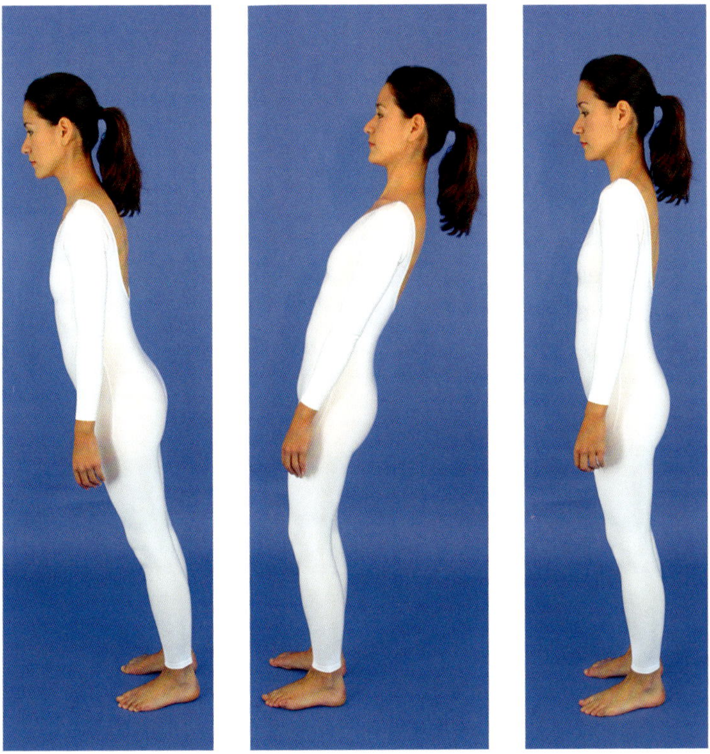

Das Stehen im Lot

- Stellen Sie sich vor, dass Sie an Ihrem Scheitelpunkt (Himmelspforte) im Himmel aufgehängt sind und vom Dammpunkt und mit beiden Füßen (Erdpforte oder Sprudelnde Quelle) in der Erde verwurzelt sind.
- Atmen Sie heiter, tief, sanft und langsam durch die Nase ein und aus.
- Beugen Sie leicht die Knie.
- Entspannen Sie zwischen den Augenbrauen (Drittes Auge), lassen Sie Ihre Lider sinken, die Mundwinkel zeigen leicht nach oben: Das innere Lächeln entsteht.
- Die Füße stehen parallel, Sie spüren die Ferse, die kleine Zehe, die große Zehe, wie ein Dreifuß mit Hohlraum, dem Fußgewölbe (massieren Sie täglich Ihre Füße und Zehen, siehe Seite 16).
- Beugen Sie leicht die Knie über die Mitte Ihres Fußes. Stellen Sie sich vor, dass von der Mitte Ihrer Knie eine Kette zwischen Ihre zweite und dritte Zehe fällt.
- Lassen Sie Ihre Lendenwirbelsäule sinken, wie mit dem Steißbein auf einem Barhocker absitzend.
- Versuchen Sie, dieses Gefühl, lebendig in der Mitte zu stehen, zu bewahren. Erinnern Sie sich immer wieder daran und versuchen, es immer wieder neu lebendig zu gestalten.
- Dieses leicht in die Knie gebeugte Stehen kennen Sie vielleicht aus verschiedenen Tai-Chi- und Qi-Gong-Positionen: Die Knie sind dabei geöffnet und Sie erspüren das Fließen der Energie.

- Um diese Mitte lebendig zu erfahren, bringen Sie sich nun bewusst aus dem Gleichgewicht. Schwingen Sie vor und zurück, ohne die Zehen oder Fersen vom Boden anzuheben.
- Schwingen Sie auch von links nach rechts, ohne in der Hüfte/Leiste abzuknicken, die Knie sind immer über der Mitte Ihres Fußes (zweite/dritte Zehe).
- Versuchen Sie es mit gebeugten Knien oder mit gestreckten Knien. Spüren Sie, wie Ihr Becken sich aufrichten muss, um die gestreckte Position überhaupt einnehmen zu können. Bevorzugen Sie leicht gebeugte Knie.
- Kreisen Sie im Uhrzeigersinn und auch gegen den Uhrzeigersinn.
- Bewahren Sie die Heiterkeit, das Lächeln und den schwingenden Atem.

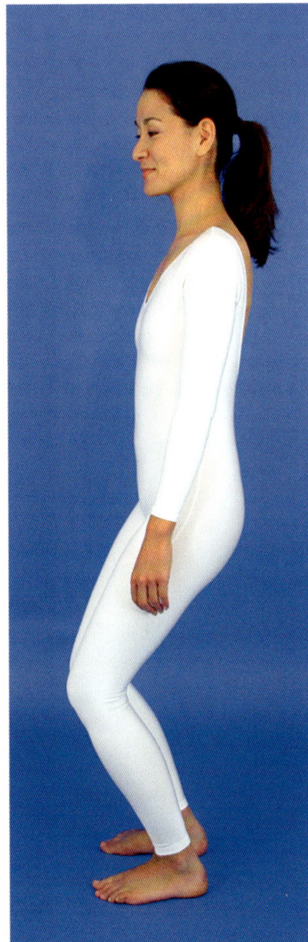

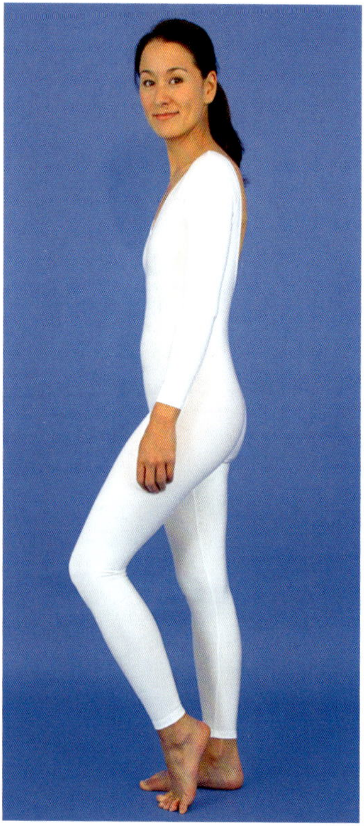

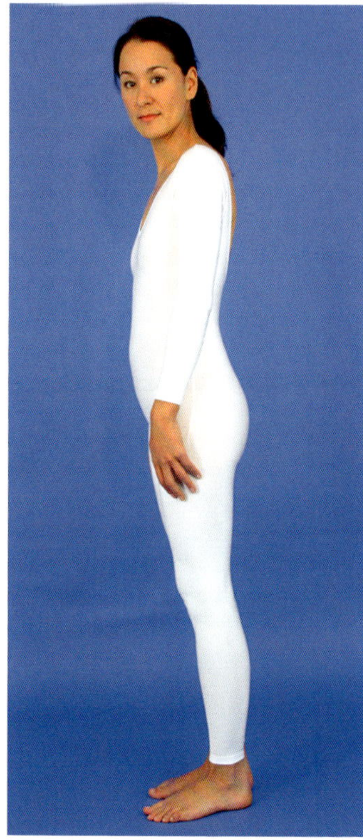

- Gehen Sie nun auf der Stelle und rollen bewusst Ihre Füße dabei ab. Stellen Sie Ihren Fuß auf die Spitze, dann auf den Ballen und rollen ab zur Ferse – mit beiden Füßen im Wechsel.

- Werden Sie sich Ihrer Füße bewusst.
- Heben Sie die Oberschenkel bis zur Waagerechten an und rollen Ihre Füße wieder ab. Werden Sie sich dabei Ihrer Knie bewusst.
- Versuchen Sie, dass die Knie immer über die Mitte der Füße gerichtet bleiben.

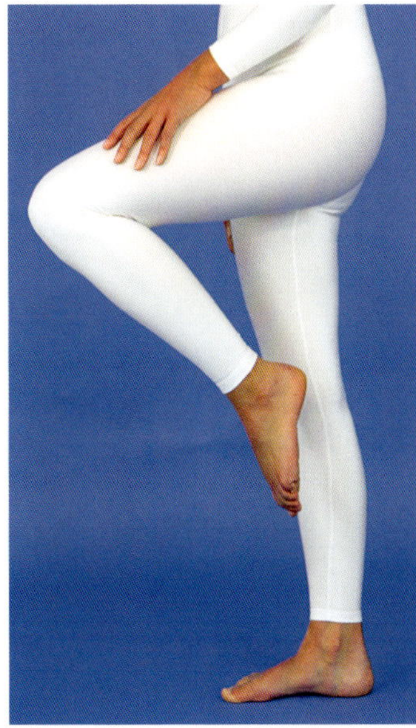

Das Stehen an der Wand

Das Stehen an der Wand macht uns unsere aufrechte Körperhaltung bewusst, hilft uns, unsere gewohnten Haltungsfehler zu vermeiden und ist auch ein wirksames Mittel, um innere Haltung zu erfahren. Die Aufrichtung ist Voraussetzung für eine richtige Belastung in allen Gelenken, sodass Fehlbelastungen in den Knien korrigiert werden können.

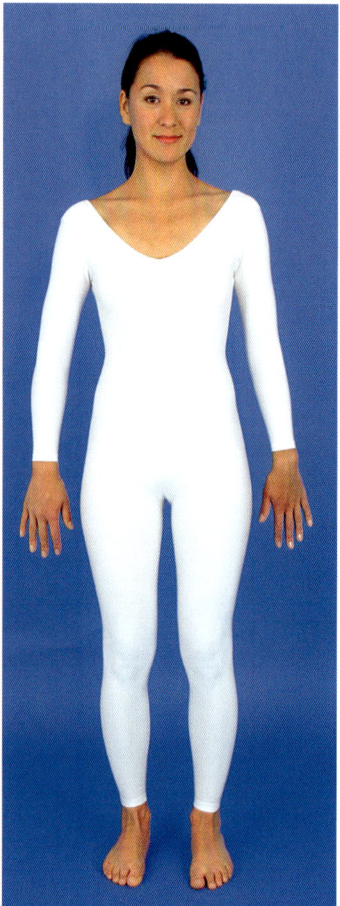

- Suchen Sie sich einen freien Platz an Ihrer Wand ohne Bilder, evtl. auch an einer Tür.
- Die Füße stehen parallel, hüftbreit auseinander, die Fersen stehen fünf Zentimeter von der Wand entfernt.
- Ihre gesamter Rücken, der Kopf und auch die Schultern schmiegen sich an die Wand. Vermeiden Sie jeden Abstand von der Wand.
- Entspannen Sie zwischen den Augenbrauen (Drittes Auge), lassen Sie Ihre Lider sinken, die Mundwinkel zeigen leicht nach oben: das innere Lächeln entsteht.
- Atmen Sie heiter, tief, sanft und langsam durch die Nase ein und aus.

- Spüren Sie Ihren gesamten Rücken vom Kopf bis zur Lendenwirbelsäule an der Wand.
- Beugen Sie nun beide Knie langsam und rutschen Sie an der Wand entlang nach unten.
- Achten Sie darauf, dass die Knie über die Mitte des Fußes gebeugt werden.
- Bewahren Sie den Kontakt zur Wand und rutschen Sie dann wieder langsam nach oben.
- Wiederholen Sie diese Übung täglich mehrmals. Nehmen Sie sich viel Zeit, um diese Erfahrung in Ihr Bewusstsein sinken zu lassen.
- Bringen Sie viel Geduld und Heiterkeit auf.

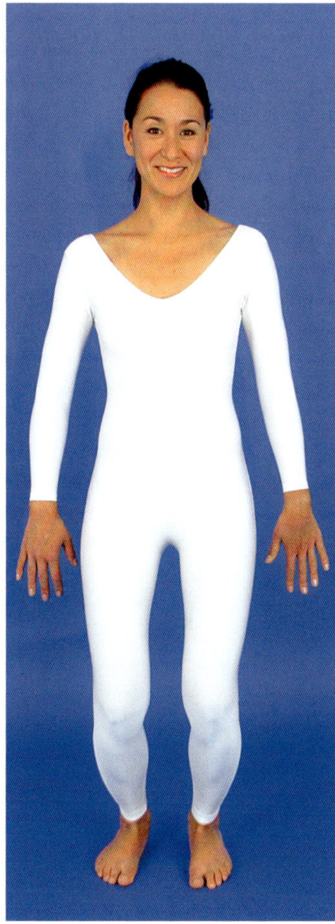

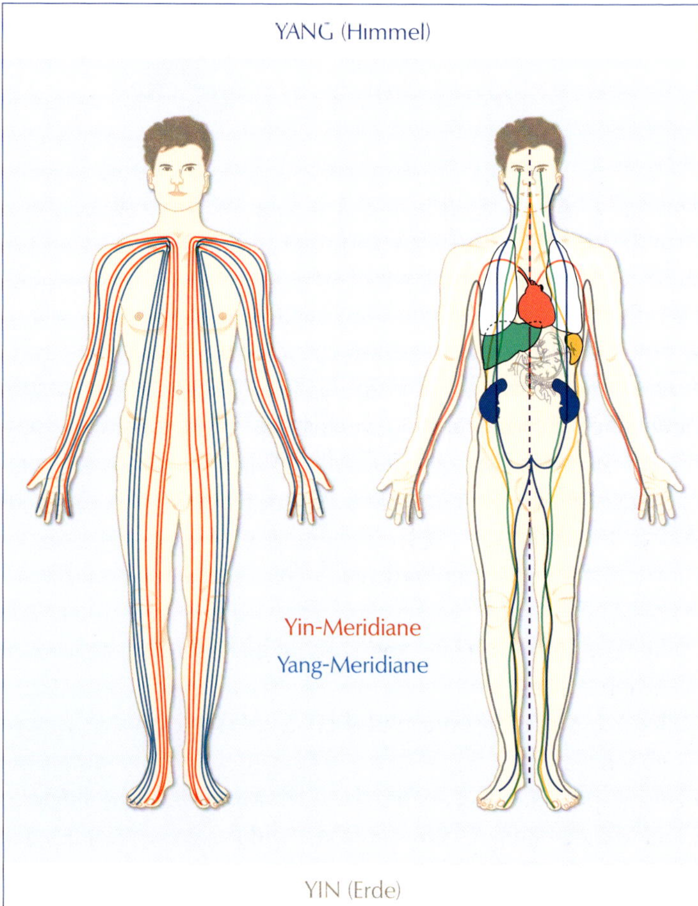
YANG (Himmel)
Yin-Meridiane
Yang-Meridiane
YIN (Erde)

Das Klopfen – Energie fließen lassen

Die Klopfübung ist eine bekannte Übung aus der Traditionellen Chinesischen Medizin, insbesondere wird sie im Stillen Qi Gong gepflegt. Die Vorstellungskraft spielt dabei eine wesentliche Rolle. Durch Qi-Gong-Üben entwickelt man mehr Lebensenergie, die Selbstheilungskraft wird gestärkt und nach längerem Üben kann man die Energie dahin lenken, wo sie gebraucht wird. Energie fließt in sogenannten Meridianen, Energiebahnen, vom Himmel zur Erde. Energie fließt auch vom Himmel durch den Menschen zur Erde und umgekehrt von der Erde durch den Menschen zum Himmel.

Der menschliche Körper wird von sechs Meridianpaaren durchzogen:

- drei Yin-Meridianpaare und drei Yang-Meridianpaare in den Armen sowie
- drei Yin-Meridianpaare und drei Yang-Meridianpaare in den Beinen.

Unser Körper wird von sechs Meridianpaaren bzw. zwölf Meridianen durchzogen. Diese Meridiane sind mit all unseren Organen verbunden.

Die Klopfübung

Sie stehen aufrecht, die Füße parallel auf dem Boden.
Stellen Sie sich vor, dass Sie an Ihrem Scheitelpunkt (Himmelspforte) im Himmel aufgehängt sind und vom Dammpunkt und mit beiden Füßen (Erdpforte oder Sprudelnde Quelle) in der Erde verwurzelt sind.
Beugen Sie leicht die Knie.
Lassen Sie Ihre Lendenwirbelsäule sinken, wie auf einem Barhocker sitzend.
Entspannen Sie zwischen den Augenbrauen (Drittes Auge), lassen Sie Ihre Lider sinken, die Mundwinkel zeigen leicht nach oben: Das innere Lächeln entsteht.
Bringen Sie sich in einen gelösten Zustand von Heiterkeit.
Atmen Sie sanft, tief und regelmäßig durch die Nase ein und aus.
Richten Sie Ihre Aufmerksamkeit auf Ihr Unteres Dan Tien.

Stellen Sie sich beim Klopfen immer vor:
Ich glätte meine Meridiane, ich löse meine Blockaden,
ich mache meine Energiebahnen durchlässig.

Versuchen Sie bei jedem Klopfen, diese geistige Vorstellung immer wieder neu einzunehmen.

Klopfen Sie mit der rechten Hand die Oberseite = Yangseite Ihres linken Armes kräftig nach unten, klopfen Sie ca. zwölfmal vom Schulterblatt bis über die Fingerspitzen hinaus.
Wiederholen Sie dies mindestens dreimal.

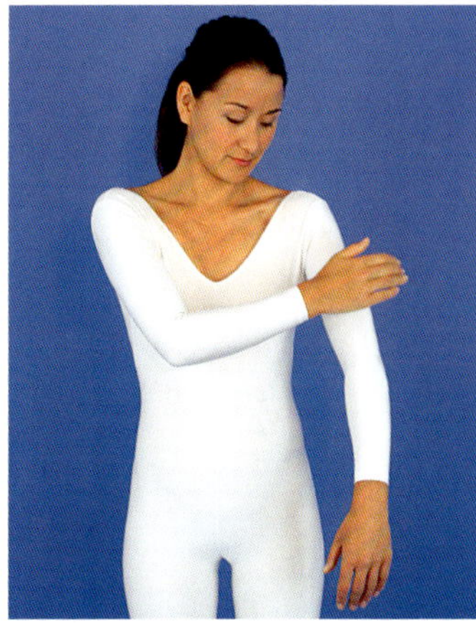

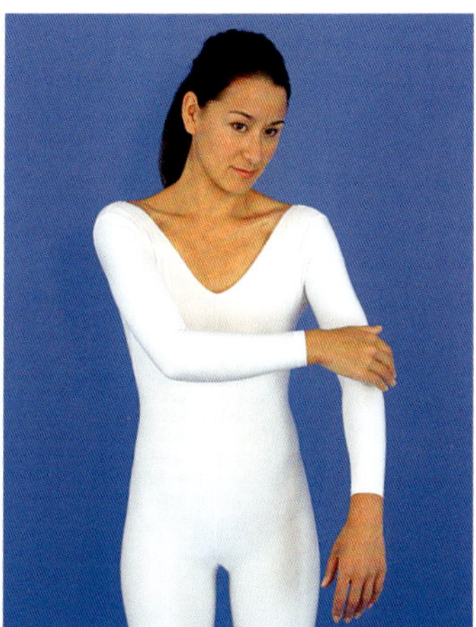

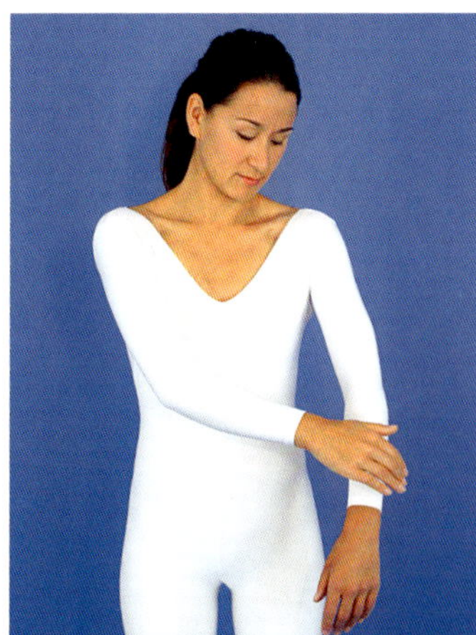

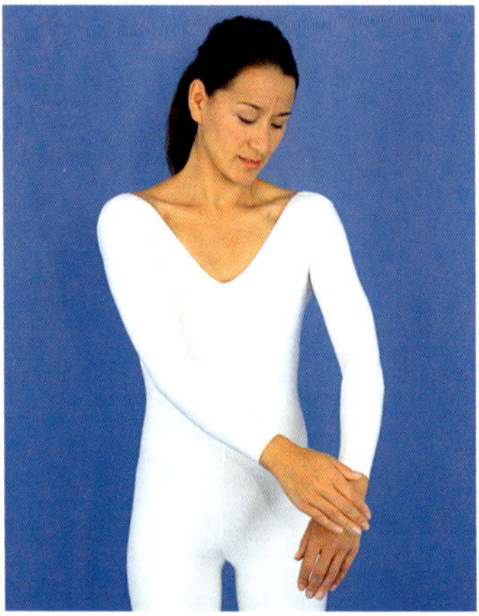

Klopfen Sie mit der rechten Hand die Mitte zwischen Ober- und Unterseite = Yin-Yangseite Ihres linken Armes kräftig nach unten, klopfen Sie ca. zwölfmal vom Schulterblatt bis über die Fingerspitzen hinaus.

Wiederholen Sie dies mindestens dreimal.

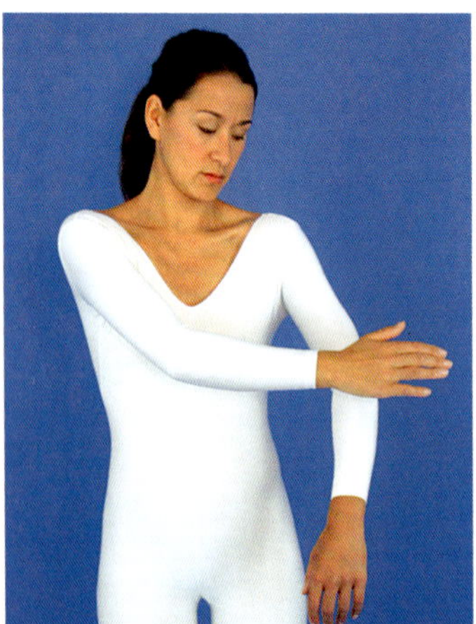

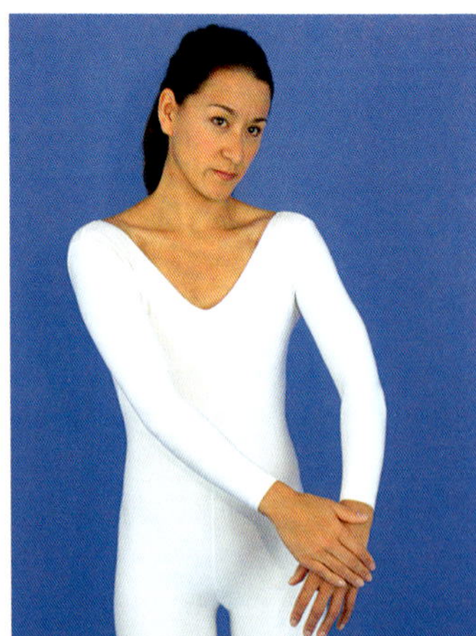

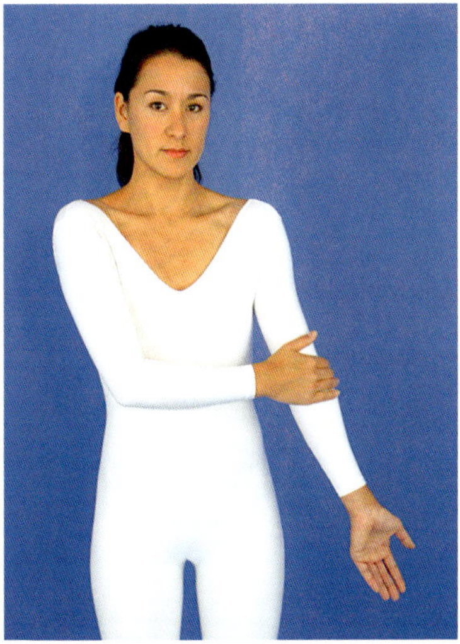

Klopfen Sie mit der rechten Hand die Innenseite = Yinseite Ihres linken Armes kräftig nach unten, klopfen Sie ca. zwölfmal von der Achselhöhle bis über die Handinnenfläche hinaus. Wiederholen Sie dies mindestens dreimal.

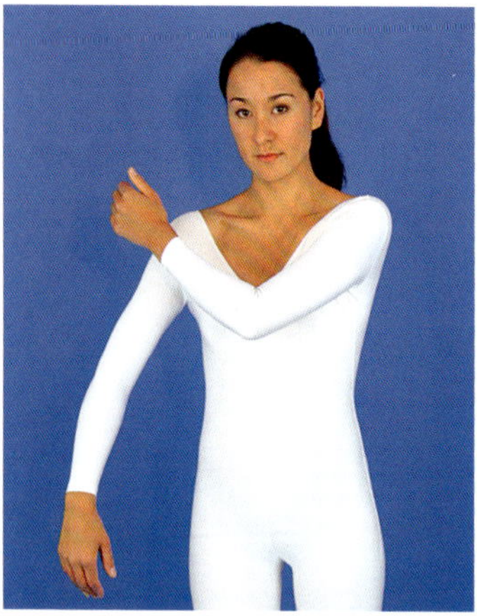

Klopfen Sie mit der linken Hand die Oberseite = Yangseite Ihres rechten Armes kräftig nach unten, klopfen Sie ca. zwölfmal vom Schulterblatt bis über die Fingerspitzen hinaus.
Wiederholen Sie dies mindestens dreimal.

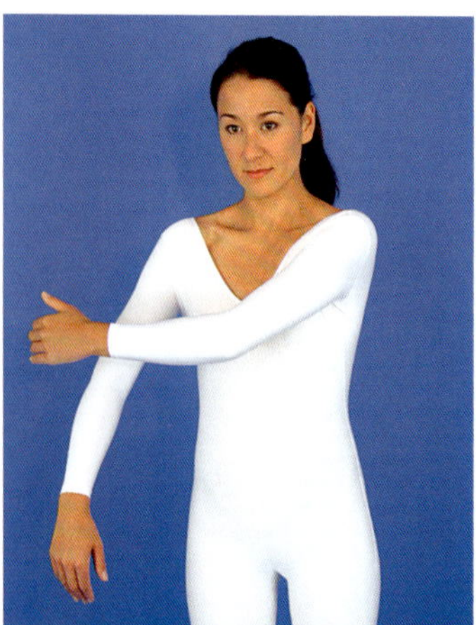

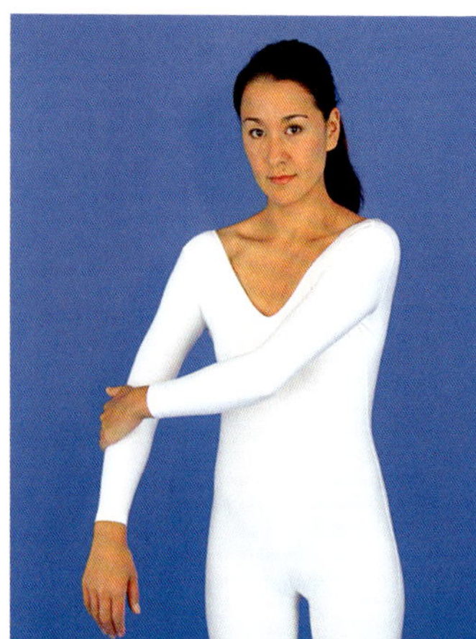

Klopfen Sie mit der linken Hand die Mitte zwischen Ober- und Unterseite = Yin-Yangseite Ihres rechten Armes kräftig nach unten, klopfen Sie ca. zwölfmal vom Schulterblatt bis über die Fingerspitzen hinaus.
Wiederholen Sie dies mindestens dreimal.

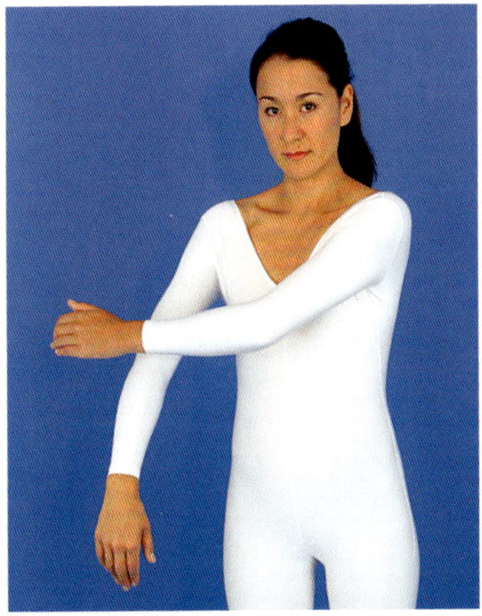

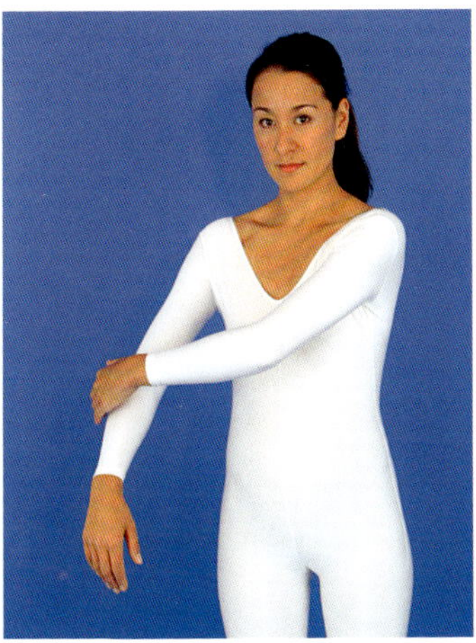

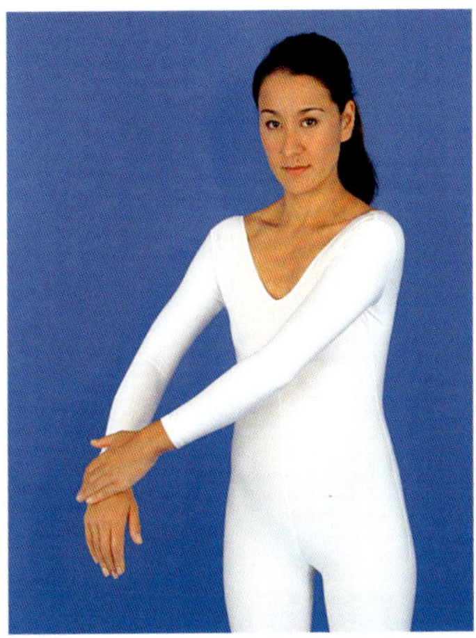

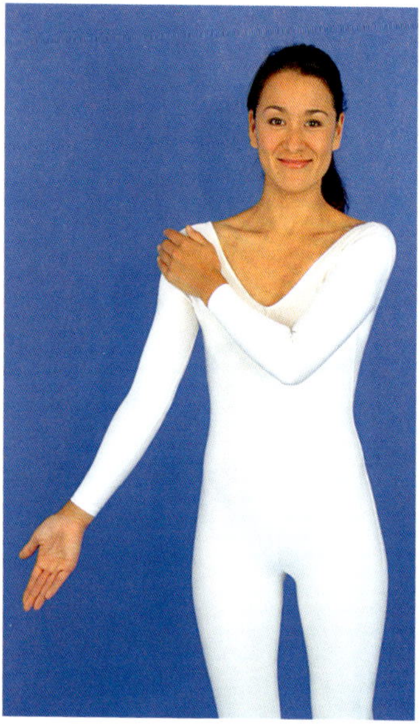

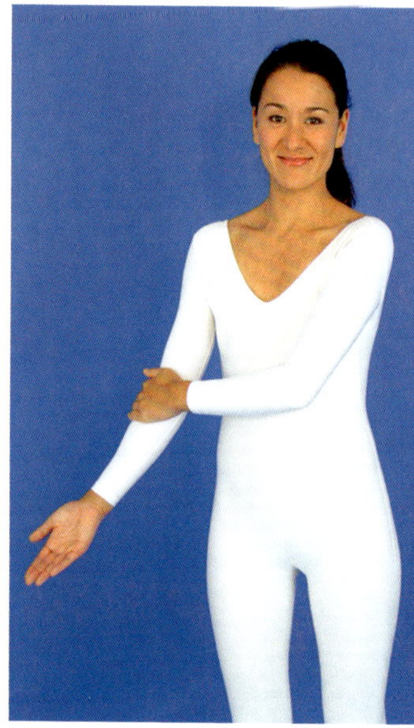

Klopfen Sie mit der linken Hand die Innenseite = Yinseite Ihres rechten Armes kräftig nach unten, klopfen Sie ca. zwölfmal von der Achselhöhle bis über die Handinnenfläche hinaus. Wiederholen Sie dies mindestens dreimal.

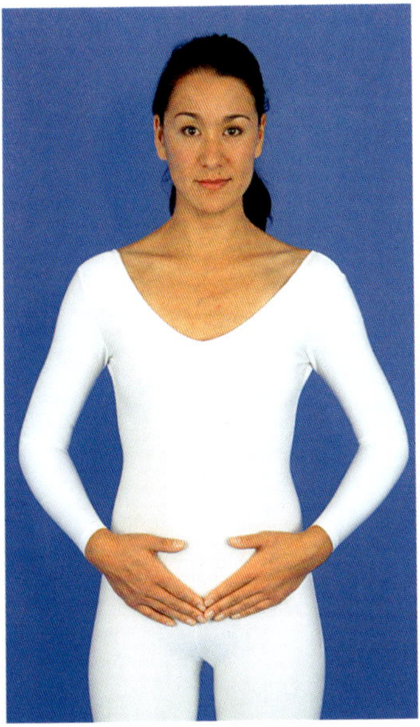

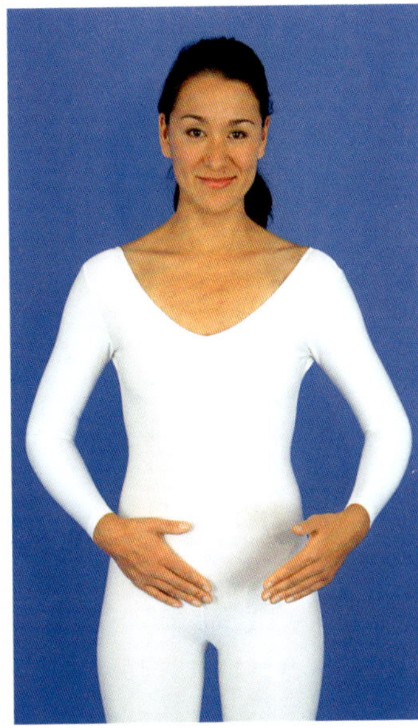

Klopfen Sie mit beiden Handflächen Ihren Unterbauch, den Sitz Ihres Unteren Dan Tiens.
Atmen Sie tief, ruhig und entspannt weiter.

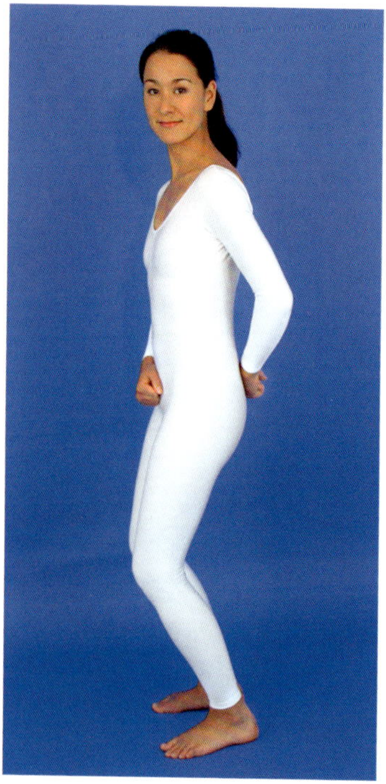

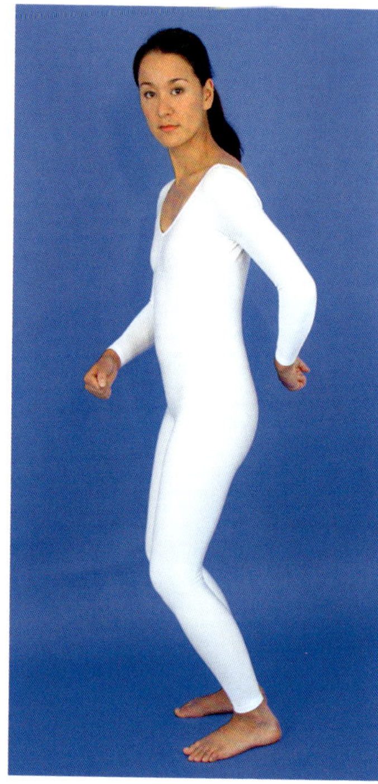

Bilden Sie dann Fäuste. Drehen Sie sich, schwingen Sie Ihren Körper nach rechts und nach links und klopfen Sie gleichzeitig auf das Untere Dan Tien und Steißbein, z. B. rechte Faust vorn auf das Untere Dan Tien, linke Faust hinten auf das Steißbein. Wiederholen Sie das mindestens neunmal.

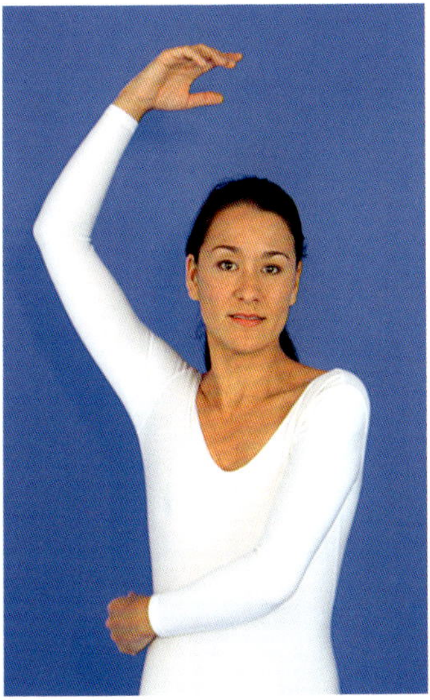

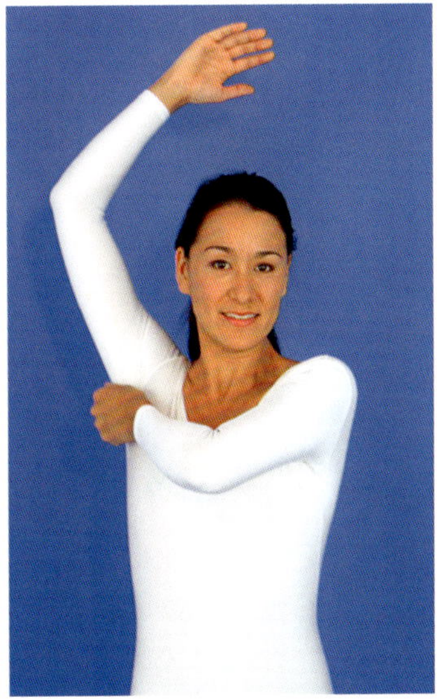

Klopfen Sie dann Ihre Seiten von der Hüfte wirklich bis in die Achselhöhle hinein, auch mindestens neunmal.
Nehmen Sie die Hände nach oben und klopfen Sie Ihre Lungenspitzen mit den Fingerspitzen bis zum Schlüsselbein.

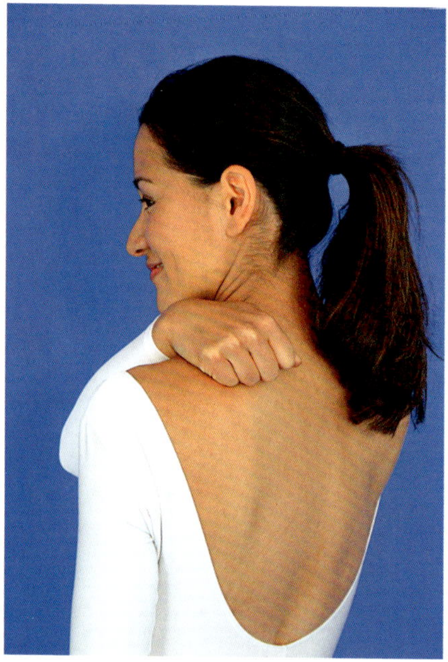

Dann klopfen Sie wieder mit der Faust mit starker Körper- und Kopfdrehung nach rückwärts über das Schulterblatt die sogenannten Tian-Ting-Punkte (Ärgerpunkte).

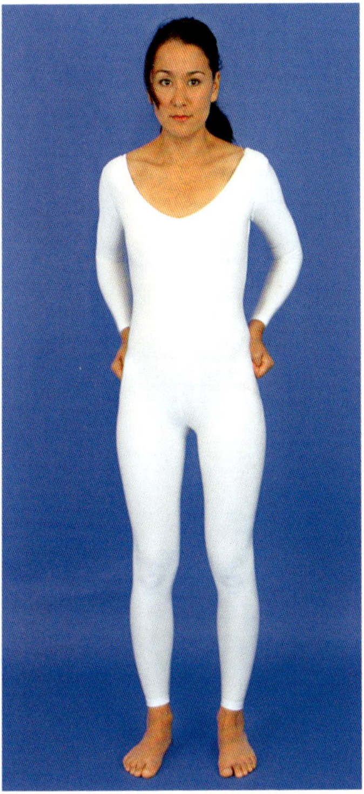

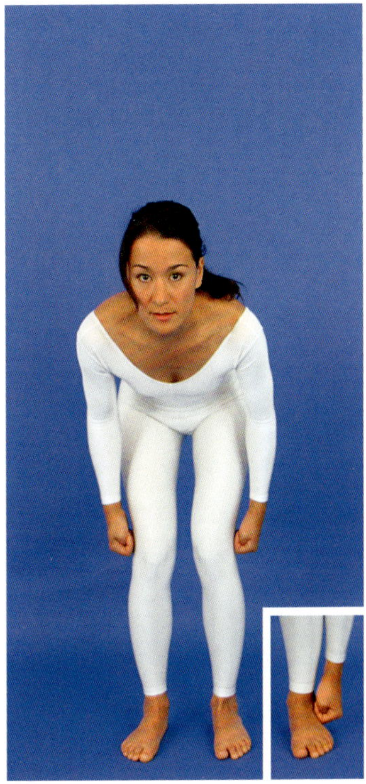

Klopfen Sie die Außenseite = Yangseite Ihrer beiden Beine ca. zwölfmal von den Hüften, über die Knie, über die Fußgelenke hinaus nach unten. Klopfen Sie mehrfach über und unter dem Kniegelenk außen. Richten Sie sich langsam wieder auf.

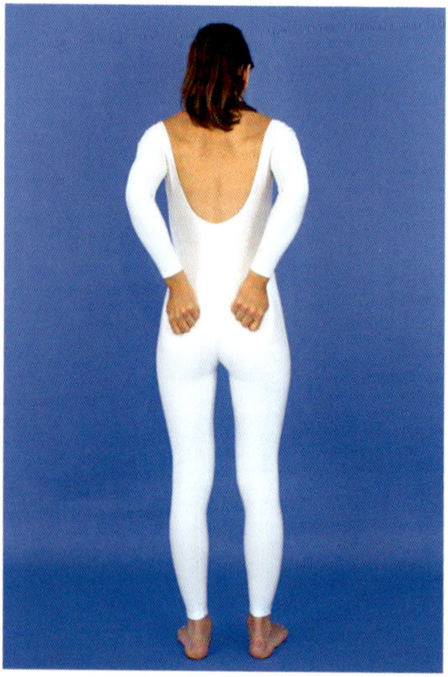

Klopfen Sie die Rückseite = Yin-Yangseite Ihrer beiden Beine ca. zwölfmal von den Pobacken über die Kniekehlen, über die Ferse hinaus nach unten. Klopfen Sie mehrfach über und unter der Kniekehle. Richten Sie sich langsam wieder auf.

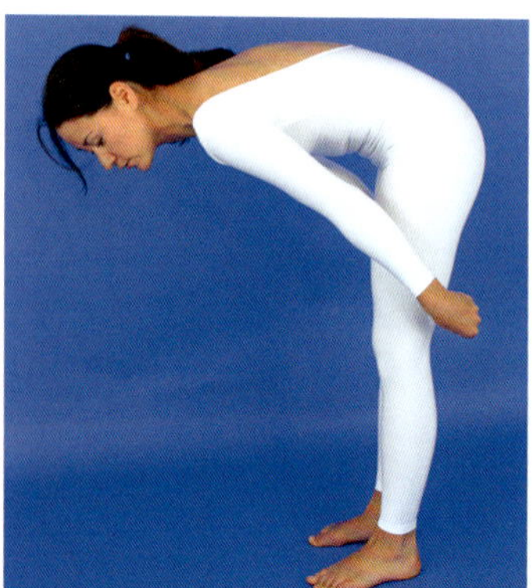

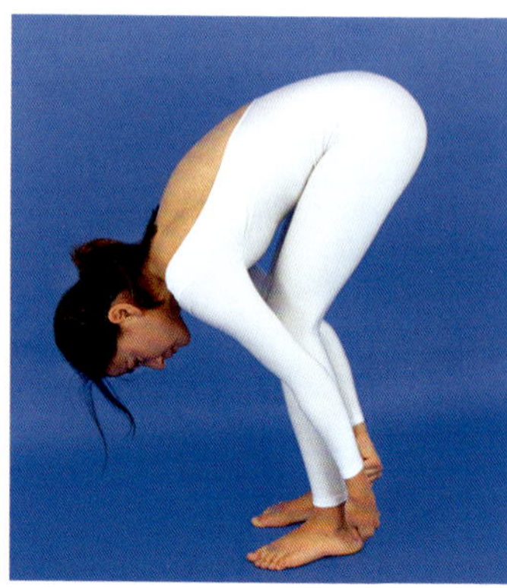

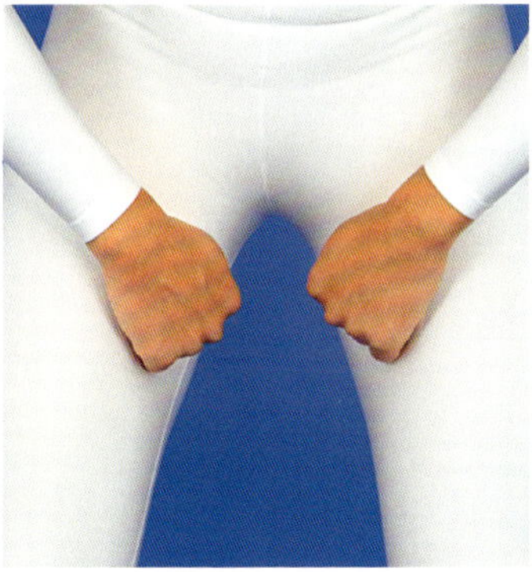

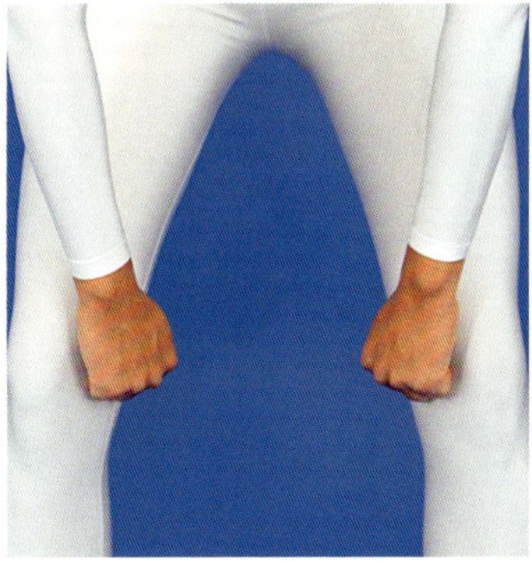

Klopfen Sie die Innenseite = Yinseite Ihrer beiden Beine ca. zwölfmal von den Genitalien über die Kniegelenke, über die Fußgelenke hinaus nach unten. Klopfen Sie mehrfach über und unter dem Kniegelenk innen. Richten Sie sich langsam wieder auf.

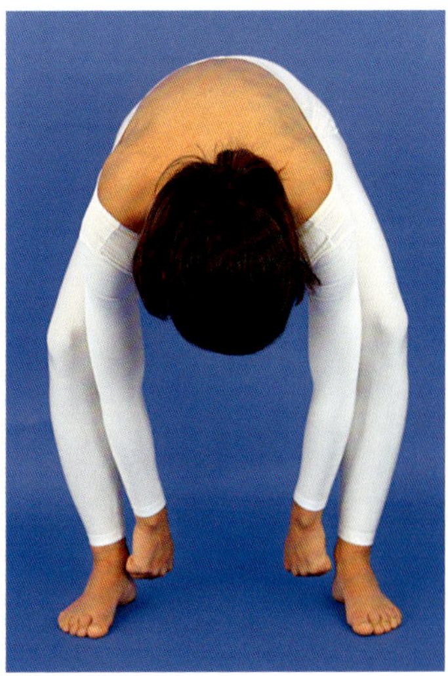

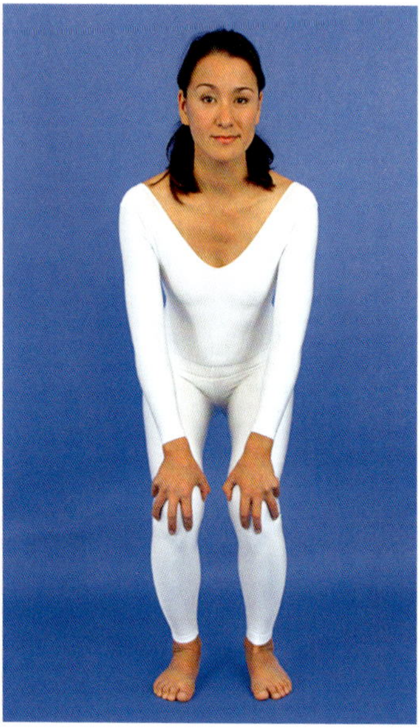

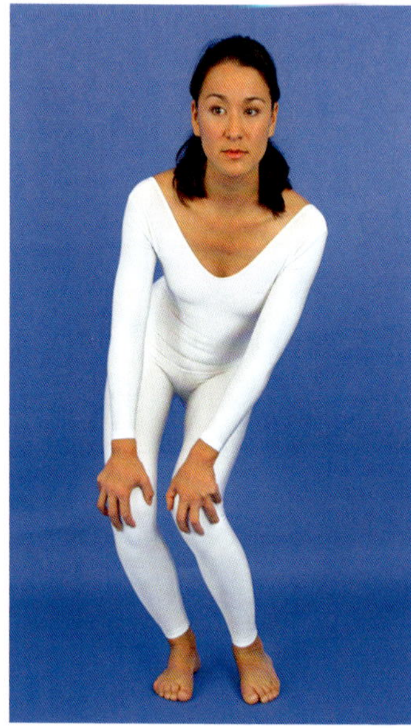

Beide Füße stehen parallel nahe beieinander auf dem Boden. Beide Hände nehmen die sogenannte Elefantenhandstellung ein. Die Daumen sind ca. zwei bis drei Zentimeter über dem Kniegelenk an dem Energiepunkt des Nördlichen Blutmeeres, der für die Energetisierung und Durchblutung unserer Oberschenkel zuständig ist. Die Mittelfinger greifen so weit wie möglich unter die Mitten unserer Kniegelenke und die beiden kleinen Finger liegen an der Außenseite der Kniegelenke.

Kreisen Sie nun mit dieser Elefantenhandstellung neunmal nach rechts und neunmal nach links. Beugen Sie dabei Ihre Knie, je tiefer, desto schwieriger (und besser natürlich). Versuchen Sie geschmeidig, auch Ihr Becken mitzukreisen.

Danach richten Sie sich auf, stellen Ihren rechten Fuß auf die Zehenspitze und beschreiben mit Ihrem Knie neun Kreise nach außen und neun Kreise nach innen.

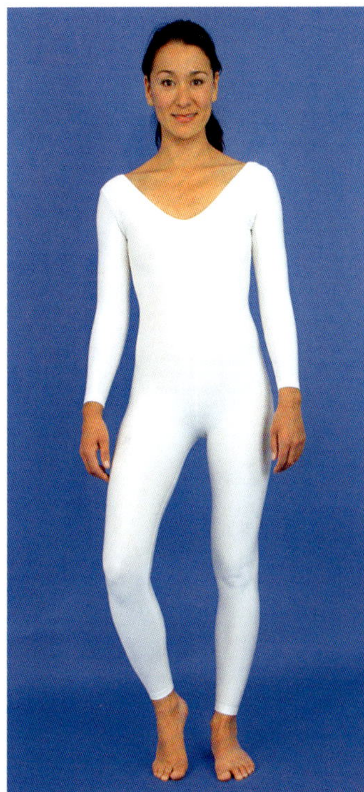

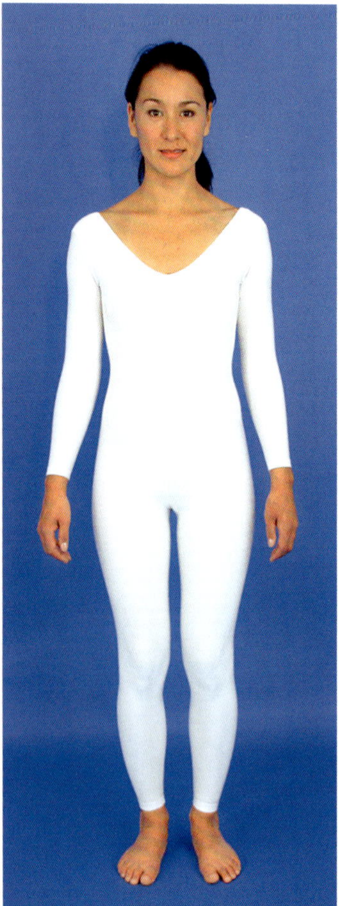

Dann stellen Sie Ihren linken Fuß auf die Zehenspitze und beschreiben mit Ihrem Knie neun Kreise nach außen und neun Kreise nach innen.

Stellen Sie sich noch einmal in die Ausgangsposition und spüren Sie lächelnd nach.

Bedenken Sie, dass das Üben am Anfang sehr anstrengend sein kann. Je öfter Sie die Übungen wiederholen, desto mehr nimmt die Freude zu und die Wirkung wirkt gesteigert.

Die Niederwerfung – Reinigung

Als ich das erste Mal in Indien sah, wie sich Menschen vor einem Guru niederwarfen, empfand ich das in höchstem Maße befremdlich, ja geradezu eine Herausforderung, es nicht zu tun. Ich habe es dann auch nicht getan, sondern dem Guru einfach nur die Hand gegeben, woraufhin er sehr amüsiert lächelte.

Heute gehört die Niederwerfung zu meiner bevorzugten täglichen Übungspraxis. Meine tibetischen Lehrer haben mir gezeigt, wie hilfreich diese Übung zur Überwindung von Stolz und Ego und der Entwicklung von Demut und Dankbarkeit ist. Darüber hinaus schenkt sie Geschmeidigkeit und Flexibilität bis ins hohe Alter.

Sie überwinden langsam Ihre Scheu, auf den Boden zu fallen, und lernen wieder, die Distanz zum Boden richtig einzuschätzen.

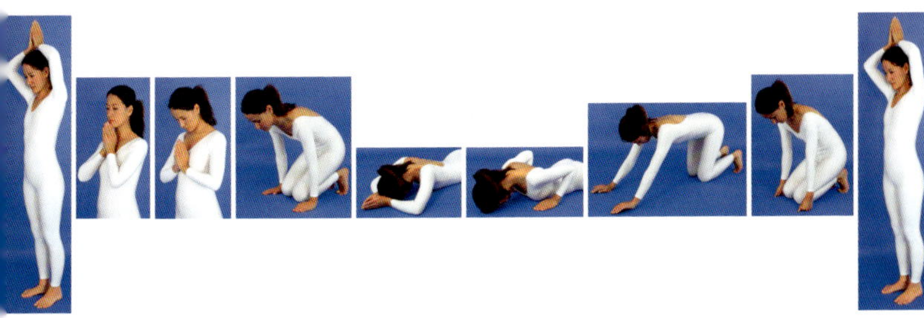

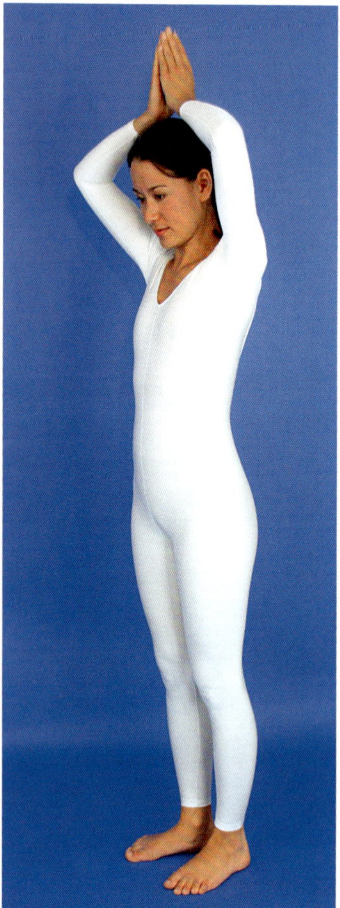

Die Niederwerfung

Sie stehen aufrecht. Ihre Füße sind parallel auf dem Boden. Vor Ihnen liegt Ihre Decke.

Mit Ihrem Einatmen nehmen Sie langsam Ihre beiden Arme nach oben und falten Ihre Hände mit eingeknicktem Daumen über Ihrem Scheitelpunkt.

Visualisieren Sie weißes Licht.

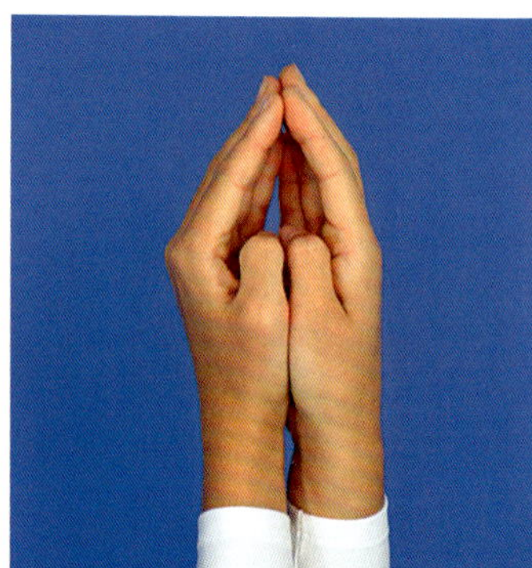

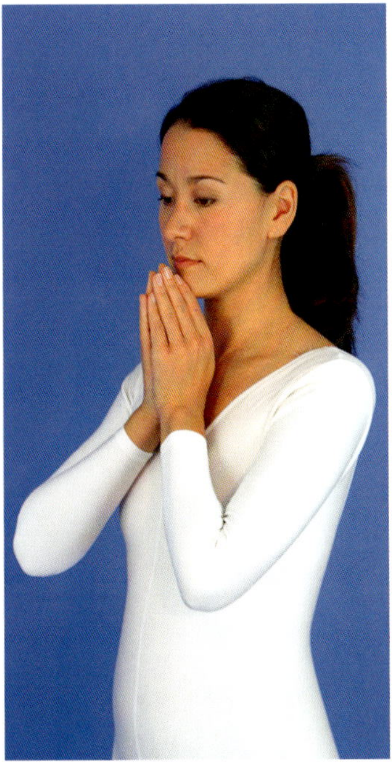

Dann führen Sie beide gefalteten Hände nach unten vor Ihr Kehlkopfchakra (Schlüsselbein). Visualisieren Sie rotes Licht.

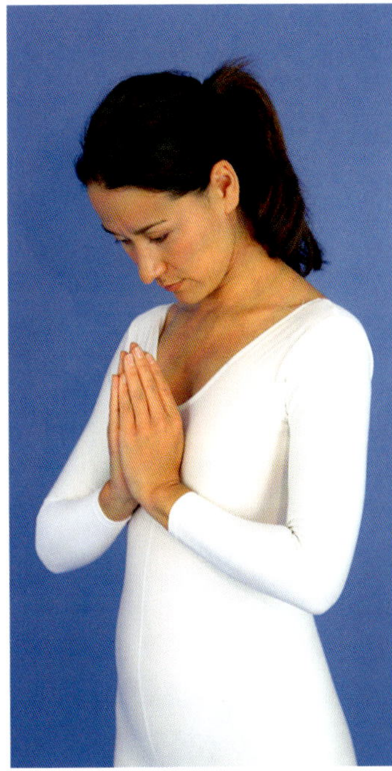

Dann führen Sie beide gefalteten Hände nach unten vor Ihr Herzchakra (Brustbeinmitte). Visualisieren Sie blaues Licht.

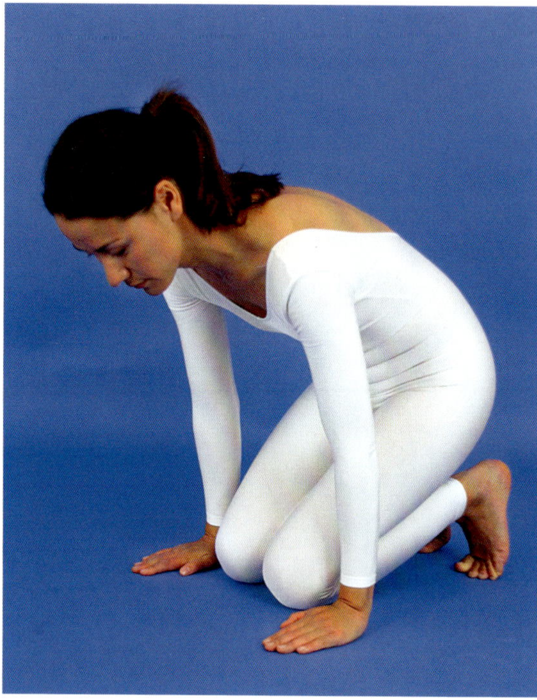

Knien Sie sich dann langsam und vorsichtig auf den Boden, abgestützt auf beiden Fäusten, um so den Druck auf Ihre Knie zu vermindern.

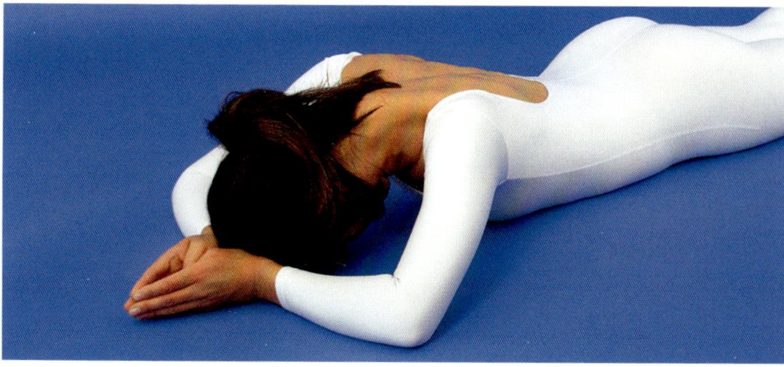

Strecken Sie sich nun in Bauchlage mit gestreckten Armen ganz aus, die Handflächen liegen am Boden.
Falten Sie dann wieder Ihre Hände über dem Scheitelpunkt.

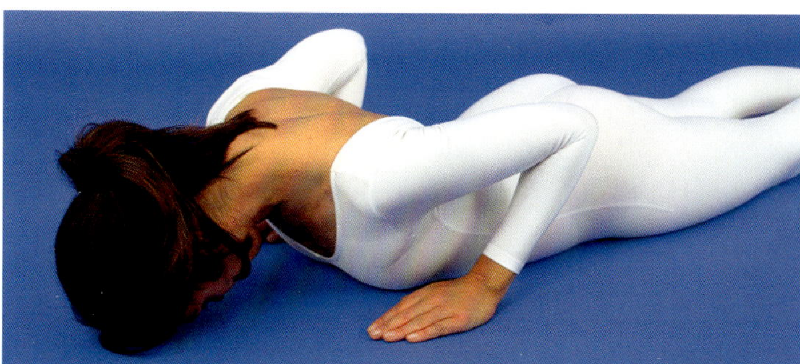

Stützen Sie beide Handflächen in Brusthöhe auf.

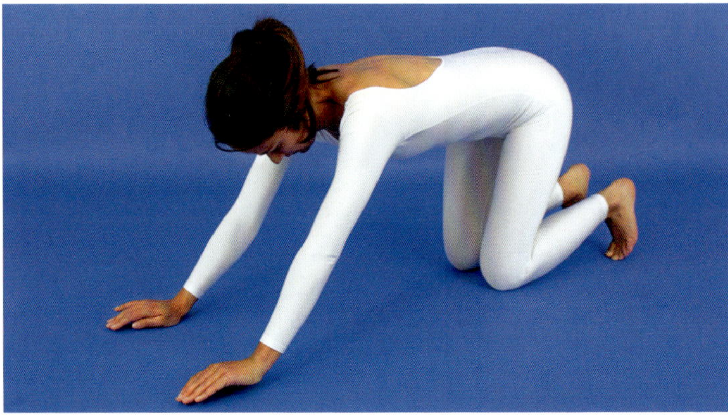

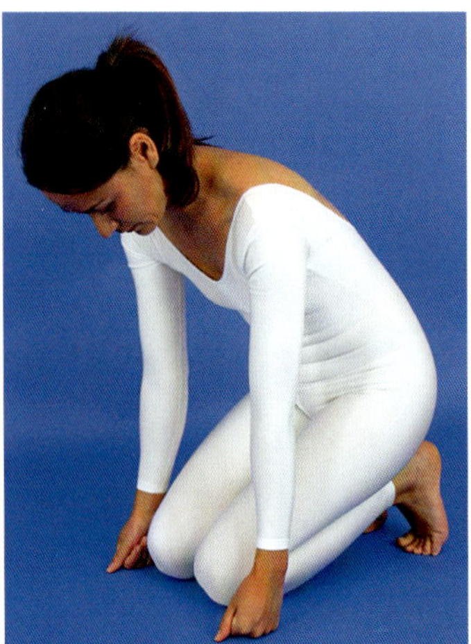

Stellen Sie Ihre Füße auf.

Mit dem nächsten kräftigen Einatmen stützen Sie sich in den Vierfüßlerstand und richten sich mit beiden Fäusten vor den Knien wieder auf.

Drücken Sie sich ab von Händen und Knien und kommen wieder hoch.
Wiederholen Sie dies mindestens dreimal täglich.
Nach häufigem Wiederholen entsteht mit Sicherheit Ihre Welle, Ihre Atemdruckswelle, ein geschmeidiges Auf- und Abrollen, das Ihre Gesundung und Lebensfreude bis ins hohe Alter steigert.

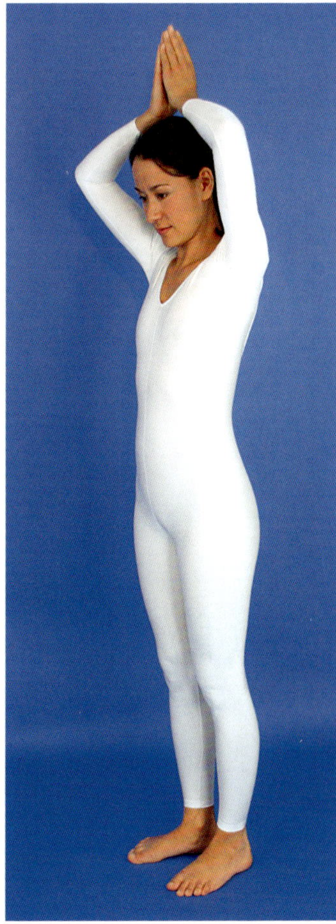

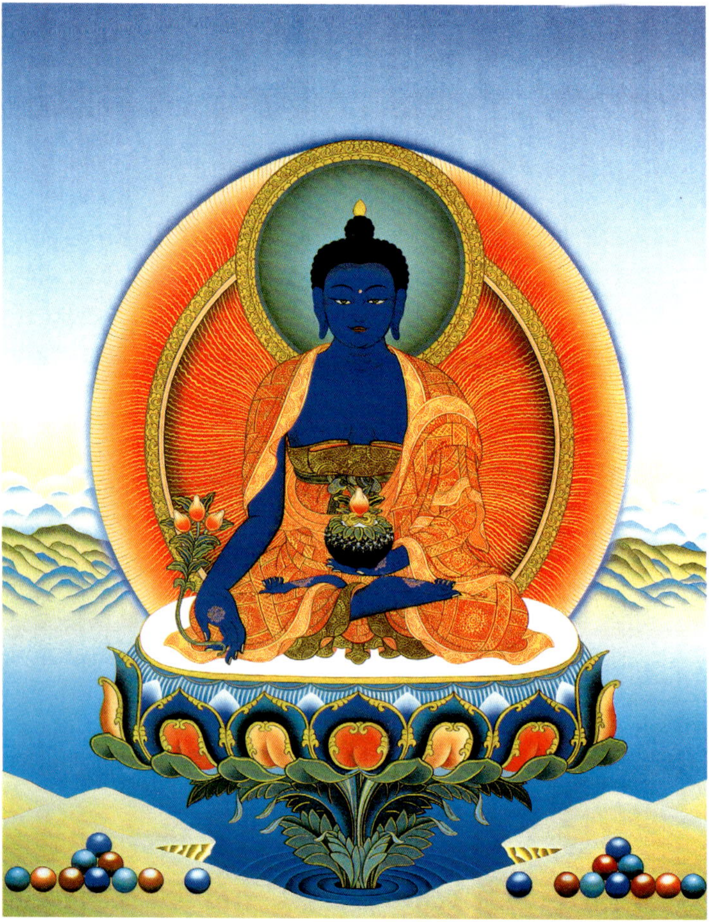

Das Heilmantra

Der Klang unserer eigenen Stimme kann heilend wirken. Durch verschiedene Töne werden verschiedene Schwingungen erzeugt. Stellen Sie sich doch einmal den Unterschied vor beim Anhören gregorianischer Gesänge bzw. beim Hören von Straßenlärm. Es sind Schwingungen, die unterschiedliche Stimmungen in uns wachrufen. Je nachdem, wie wir die Töne einsetzen, können sie uns nutzen oder schaden.

In der tibetischen Tradition hat man Tausende Jahre die Wirkung dieser Klänge auf Körper und Geist erforscht. Somit ist es für uns relativ leicht, mit einfachen Mantras meist eine schnelle Wirkung zu erzielen.

Mantras kann man überall und immer auch lautlos einsetzen. Sie können so zu einem ständigen Begleiter werden und die Heilkraft der vorangegangenen Übungen unterstützen. Man kann sie morgens, abends, im Traum oder sogar im Schlaf rezitieren. Ausschlaggebend sind Konzentration und Motivation. Wenn Geist und Herz sich vereinen, ist die Wirksamkeit am stärksten.

Für Ihre Kniebeschwerden schlage ich Ihnen das Mantra des Medizinbuddha vor:

OM BEKADSE BEKADSE
MAHA BEKADSE BEKADSE SOHA

Versuchen Sie, Vertrauen in die Kraft des Tones in sich zu wecken.
Sprechen Sie das Mantra so oft wie möglich.
Öffnen Sie sich für Ihre Heilung.

Die Autorin

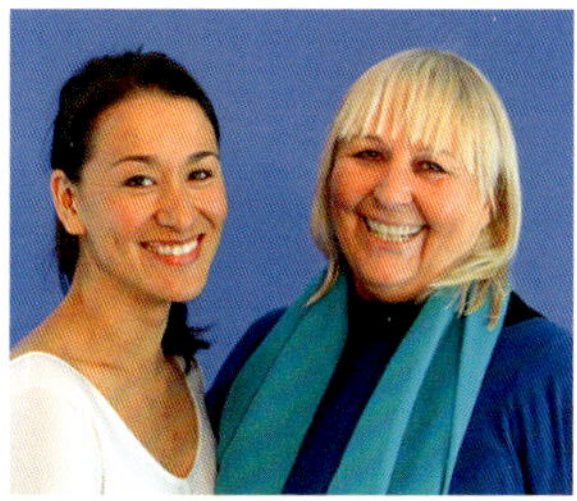

Inka Jochum unterrichtet seit über vierzig Jahren Atemtherapie, Yoga, Qi Gong und Meditation. Sie war über dreißig Jahre Dozentin an der staatlichen Gymnastikschule Kleine Nestler, gibt regelmäßig Kurse an der Volkshochschule und in anderen Einrichtungen, macht Einzelberatungen und Einzelbehandlungen. Sie veranstaltet Energietage, Wochenendkurse und Wochenseminare und bietet Reisen zu Kraftplätzen auf Kreta, im Sinai, in Marokko, in Indien und Ladakh an. 1984 gründete sie die DANA e.V., die Gesellschaft zur Erhaltung tibetischer Kultur und Medizin (www.dana-ev.de).

Inka Jochum
Klopstockstraße 6
80804 München
www.inka-jochum.de
E-Mail: info@inka-jochum.de
skype: inka.jochum

Kompetente *Ratgeber* Praktische *Hilfe*

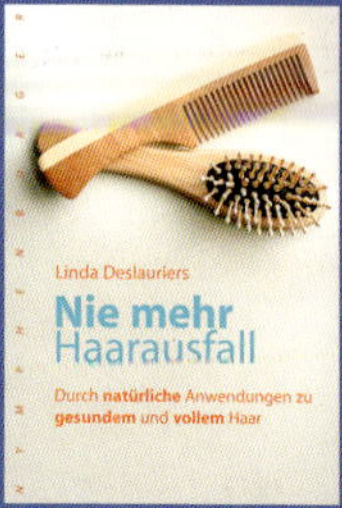

ISBN 978-3-485-01123-5
64 Seiten, farb. Abb

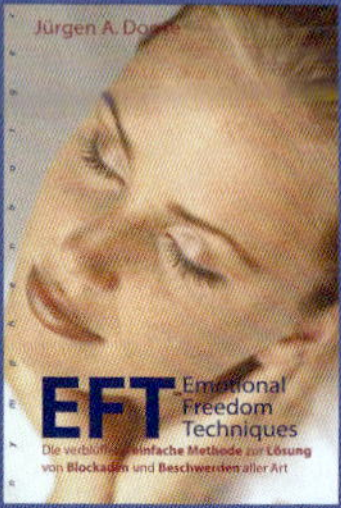

ISBN 978-3-485-01017-7
64 Seiten, farb. Abb.

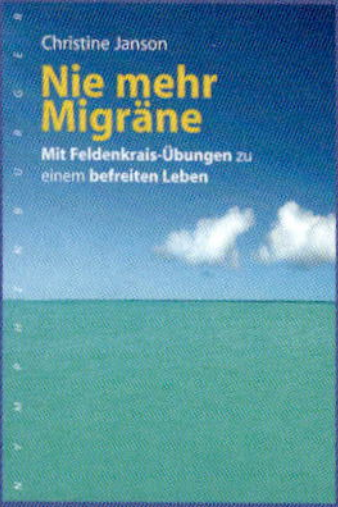

ISBN 978-3-485-01140-2
64 Seiten, farb. Abb

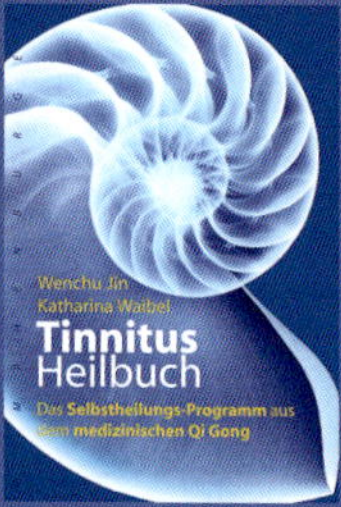

ISBN 978-3-485-01139-6
64 Seiten, farb. Abb

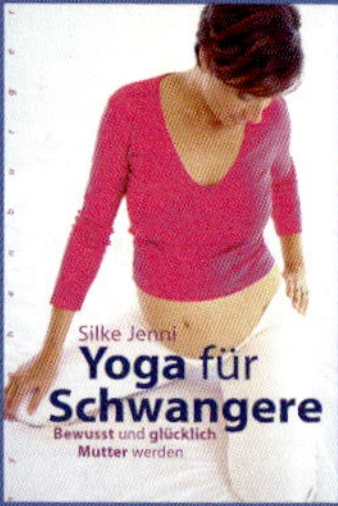

ISBN 978-3-485-01032-0
64 Seiten, farb. Abb

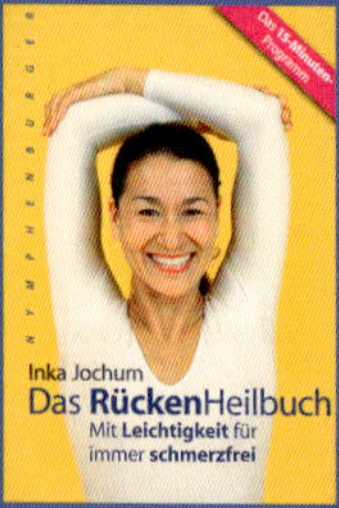

ISBN 978-3-485-00857-0
56 Seiten, farb. Abb

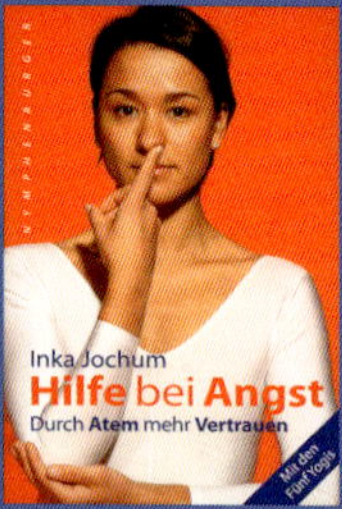

ISBN 978-3-485-01016-0
64 Seiten, farb. Abb

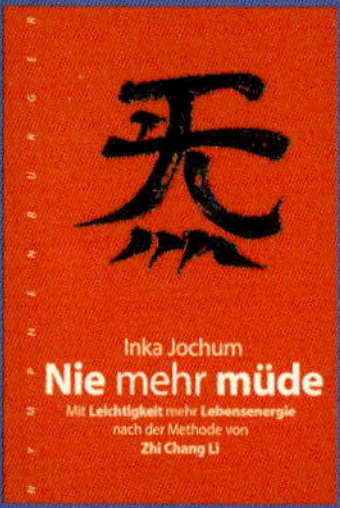

ISBN 978-3-485-00896-0
64 Seiten, farb. Abb

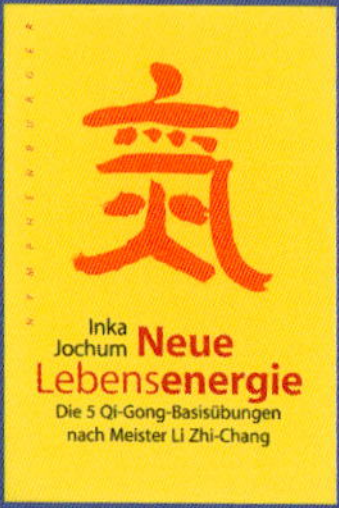

ISBN 978-3-485-01048-1
64 Seiten, farb. Abb

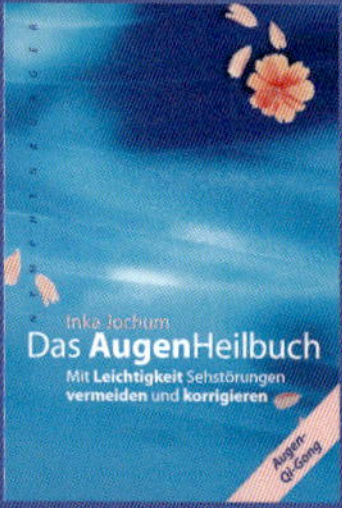

ISBN 978-3-485-00925-6
56 Seiten, farb. Abb.

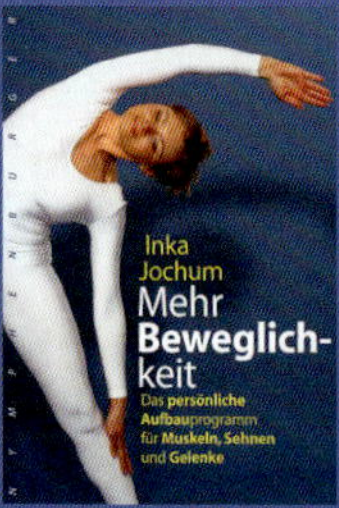

ISBN 978-3-485-01090-0
64 Seiten, farb. Abb